給自己 60 歲 的禮物

用健康餐盤 和重訓 改變人生

陳初青 —— 著

專注健康，啟動新人生

營養師／李姿伶

　　初青寫這本書，是給她自己六十歲的生日禮物，很榮幸我也能參與其中，一起以身體力行的方式，讓大家了解年紀不是問題，我們不需要等一切條件都俱全後才開始健康計畫，我們可以像初青一樣，從有這個「想法」的時候就「開始」！

　　2022 年暑假初識了初青。第一次見面，她說：「我沒有過高的期望和目標，只是覺得該照護自己的健康了。我想嘗試重量訓練及健康的飲食控管。」

　　初青是位極度認真，但懂得尋求生活平衡的智慧型熟女。她從不過度焦慮體重或是體脂數值，而是享受每次訓練，並遵守我建議的飲食規劃。用不到一年時間，她讓自己擁有人人稱羨的體態，並且成為自己的營養師。

　　為什麼初青的成效會如此出色？有眾多原因，但有兩個是我歸納出最重要的：第一、99% 三餐都是自己準備。第二、享受在訓練和健康飲食的生活中。外食即使再強調健康，但因為添加物和調味眾多等等不可控制的因素，容易造成身體慢性發炎。另外，若過度焦慮數字的變化，

如體重、體脂率或是肌肉量，每次起伏都會影響心情，久而久之容易因為情緒影響賀爾蒙，進而影響成效。用對方法絕對事半功倍，每天初青親手烹調出色、香、味俱全的佳餚，真是佩服！原型食物、天然調味、多元食物和絕美的擺盤，這些都是她的堅持，也是她成功的秘訣。期待各位在閱讀這本書後，也能像初青一樣，不設限地讓自己投入健康生活的計畫中吧！

李姿伶

夢想健身運動營養師

知名保健品公司營養師

台灣大學食品研究所

中興大學食品暨應用生物學系

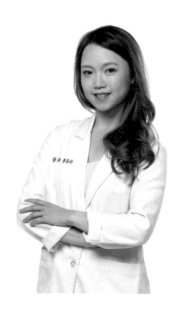

跳脫年齡框架，追求超越自我

教練／黃理騏

　　當健身教練七年的生涯，初青是我帶過進步速度最快的一位學生，甚至超越許多年輕人。

　　從原本活動度不好，經過有計畫的訓練，肌肉慢慢恢復彈性，再搭配伸展跟放鬆，狀況越來越好。加上初青對執行飲食計畫是屬於內在動機，她享受料理食物跟擺盤，吃進去都是乾淨的原型食物（這點是大多數人無法做到的），而且非常自律，所以成績斐然。

　　跟她相處非常的自在，她十分開明，有著年輕人的活力、熟齡的智慧，不僅像朋友一樣好相處，還從她身上學到許多東西，我非常珍惜這個緣分。

　　她的健身旅程，向我們展示了堅持和改變的力量。在短短一年裡，她的身體經歷了令人難以置信的轉變。曾經高達 33% 的體脂肪率如今降至 11%，這背後凝聚著她的毅力和決心。

　　她證明了年齡絕不是制約，而是重新點燃自我的機會。初青的故事不僅僅是健身歷程，更是一次重新定義自我的旅程。不論我們身處何地，無論年齡如何，這個故事都將激勵我們，鼓舞我們追求更好的自己。從她的經驗中，我們學到了不論時光怎樣變遷，我們都能自我超越，創造更美好的未來。

　　讓我們一同踏上初青的旅程，感受她的熱情、毅力和成功，並從中汲取屬於自己的力量和勇氣。這是一個關於健身的故事，同時也是一個重新定義人生的故事。讓我們為初青的勇氣喝彩，同時也激勵自己，勇敢邁出改變的一步！

黃理騏

健身教練

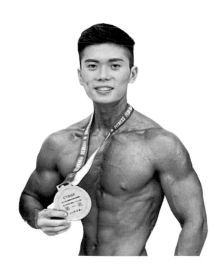

從愛家人到愛自己：
母親的健身轉變之旅

／ Tim

　　當我開始下筆，為這本特別的書寫下一段序言時，心情是難以形容的，因為這本書的作者，就是我親愛的媽媽。從來沒想過，已經六十歲的她，還能用自身的行動和決心，證明了年齡不是健康或美麗的阻礙，甚至是一種轉化為智慧的動力。

　　在成長的過程中，媽媽總是以她的溫暖照顧著我們全家。我們總是說，家裡的餐桌就像是陳家小館，而她則永遠是我們的烹飪大師，不論如何繁忙，每天仍為我們準備健康且美味的食物，儘管經常忽略了自己真正的需求。媽媽的體態曾經是較為豐腴，但這並沒阻止她全心投入的愛，不僅顧及我們這些年輕的孩子，身為獨生女的她，至始至終也關懷年邁的長輩。

　　然而面對外公的過世，她沒有沉浸於悲傷，放下那過去為家人而忙碌的自己，她決定完成長久以來的夢想，找到屬於自己的生活方式，開始一段驚人的飲食與健身之旅。在不到一年的時間內，她開始了重訓及健身，運用過往烹飪的經驗，尤其著重飲食規劃，生活也產生了重大的改變。媽媽變得更加健康而有活力，體態輕盈且精實，你很難想像這是

一位已屆熟年女性的樣貌。在書中，她分享了好看又美味的健康餐盤，不僅簡單自然，還有助於提高生活品質，我們也可以從穿插的健身寫真中，驚嘆這些轉變。

雖然媽媽稱之為給六十歲自己的禮物，但這不僅僅是一本飲食紀錄或健身指南，而是一本充滿生活經歷與人生體悟的故事，一個展示堅持不懈追求理想的過程。從一位體重超標、體脂率高、對於運動缺乏自信的熟年母親，變成一個體態窈窕、充滿活力且自信的美麗女性。她分享了在飲食和健身過程中的心路歷程與挑戰，提供了實用的飲食建議，可以帶給讀者參考與啟發。

我衷心推薦這本書，不僅因為她是我最敬愛的母親與最好的朋友，更是從她溫暖的字句中，我們能深刻感受熱情與毅力。這本書不僅適合那些想要改善體態與健康狀況的熟年男女，也適合任何想要追求健康和自信的人。無論你的年齡如何、無論是否開始關心健康，永遠沒有來不及，隨時都能為自己帶來改變。相信這本書能成為大家的靈感來源，就像我從媽媽身上學到的一樣。

媽媽，我為你感到驕傲，這是全家共同的見證與珍藏，這不僅是一本健康食譜，而是一個關於愛自己、愛生活、愛家人的故事。在這邊分享給大家，也祝福大家健康、快樂，永不停止追求夢想！

作者序

築夢踏實，減脂心路歷程

／陳初青

　　這一年來，我的減重減脂歷程，就是夢想成真的寫照，因為我相信，我一定會成功。

　　媽媽生我難產，從此體弱多病，所以我的童年很少玩耍，從小就是個安靜待在家的小大人，盡力幫忙操持家務，讓媽媽不要太累。作為一個獨生女，我一直知道照顧父母的責任重大，甚至是我努力保持身體健康的主要原因。

　　媽媽勤於烹煮、認真餵養，加上我的腸胃奇佳、食量超大，習慣清空餐盤，表示對媽媽廚藝的肯定，從小胖到大，甚至因此造成自卑。一生在減重，除了因為愛美，更為了健康，但即便瘦下來，沒多久又復胖，總是失敗收場。疫情後因緣際會與夢想健身相遇，終於減重成功，夢想成真，也奇蹟似地改變我的人生。

　　我們母女感情極好，只要媽媽在廚房煮食，我總會在一旁幫忙，耳濡目染也習得一些烹飪知識，雖然煮不出大廚名菜，倒也可以看看冰箱有什麼食材，就不假思索地快速端出一桌菜。

　　加入健身房上課後，營養諮詢的功課，是每日拍照上傳三餐飲食，給營養師檢視。或許因爲食物營養概念清楚、認眞執行，我的餐盤份量天天達標，減脂減重一年來沒有停滯期，一張張餐盤照，猶如日記，記錄我從體脂 33% 減到拍運動寫眞時最低的 11%，體重也減了十公斤，整個人跟年輕時一樣活力充沛。

　　身體健康的不二法門，是良好飲食跟運動習慣，偏偏我是運動低能兒。除了跑步不容易累、球類運動完全敬謝不敏，其他運動無不勇於嘗試，但都沒有持續的動力，直到遇見重訓。教練似乎有神奇的魔法，開啟了我運動的另一扇窗，不僅愛上，而且成果豐碩，才嘗試了三個月，不但瘦了一圈，人也神采奕奕。如今一年過去，身形體態達到這輩子最好的狀態，也是這輩子第一次覺得減重、減脂如此輕鬆，更美的體態和年輕自信的心境，都是無價附加的獎賞。

　　我不是專業廚師，我的健康餐盤並非大廚食譜；我不是營養師，餐盤營養素不是那麼精準；我也不是運動員，健身照只是眞實紀錄。出書就是藉著分享成功經驗告訴大家，我在家煮食、認眞重訓，花不到半年的時間，體能、體力、體態都到達人生最好的狀態。努力變身成自己喜歡的樣子，把這段歷程做個紀錄，是送給自己六十歲的禮物。

　　這本書的誕生，首先要感謝我的家人，我的先生、兒子、女兒，從一開始只是聽我癡人說夢就全力支持，時時提供我意見，讓我有明確努力的目標，他們是我最有力的後盾，無後顧之憂，有了無畏無懼的勇氣。兒子和女兒爲我的書寫的序和畫的插畫，都讓我感動不已。

　　謝謝營養師美樂蒂，仔細檢視我三餐的營養素份量，養成我正確的飲食營養觀念，更進一步內化成我的生活日常，正所謂「習慣成自然」，養成健康飲食的習慣，是營養諮詢最大的收穫。

　　最感謝的就是亦師亦友的教練米奇，專業、認真、極有耐心地將運動神經極差的我重新啟動、拾起信心，幫助我蛻變成功，進而改變人生，絕對足以獲頒健身界的師鐸獎！

　　最後感謝「夢想健身」提供明亮舒適的優質場地，讓我上課彷彿置身咖啡廳般心情愉悅，並且無償借我使用場地，拍攝健身照才得以順利進行。

目次

獨生女的健康意識——
從照顧父母講起

媽媽高齡難產生下我後，自此身體一路虛弱，所以從小我知道要分擔家務，讓媽媽不要太累，更努力維持身體健康，我心裡明白，總有一天要擔起照顧父母的責任，因為爸媽總會老，而我是獨生女。

國、高中六年期間，就讀住宿學校，每個星期六下午回家，週日下午返校，和父母相處的時間並不算長，直到上了大學住家裡，才重拾跟媽媽一起買菜煮飯的快樂時光。大學快畢業的某一天，爸爸因為血尿就醫，診斷得了腎臟癌，隔天馬上住院開刀，切除右腎，折騰兩個月才回家；期間爸爸氣走幾個照顧員，我跟媽媽輪流照顧，虛弱的媽媽推不動輪椅，由我擔下大小事。小時候的擔心，果然成真。

隨著時光推移，我畢業工作，結婚生子，忙於照顧自己的家庭，偶爾回家發現爸媽明顯變老，於是我在住家附近準備了一間房子，打算接爸媽養老；媽媽興致勃勃想搬新家，但被爸爸一口拒絕。

有一天回家探視，學插花數年的媽媽居然在桌上擺了一盆四不像的插花作品，加上爸爸抱怨媽媽忘記怎麼煮飯、也不會燒菜了，我就知道事情不是那麼單純，立刻帶去神經內科做一連串檢查，媽媽失智了。

媽媽失智的症狀是坐在沙發發呆，不出門、不說話、不做事，想請外籍移工幫忙，爸爸又一口拒絕，我只好兩三天就煮幾道菜送去，順便打掃並且帶媽媽散散步，因為爸爸沒有意識到失智的嚴重性，以為媽媽只是年紀大沒體力記性差而已，爸爸依然每天早出晚歸，讓媽媽一個人在家。

　　就這樣奔波了一段時間，直到有一天，我在南部婆家過年，正忙的時候，媽媽嚴重腹痛被送急診，爸爸說媽媽其實已經痛好幾天了，卻沒讓我知道。治療完出院已是十多天後的事，這次我不妥協，堅持把媽媽接到新房子住，並且請了一位有執照的台籍看護全天候照顧。有專業陪伴，我終於可以稍微喘口氣，加上路程一分鐘，隨時可應付狀況，可是爸爸說什麼也不願搬來同住，我變成照顧兩個獨居老人，幸好體力不錯，還能從容應付。

　　六年過去，媽媽漸漸無法吞嚥咀嚼，插鼻胃管的隔日，媽媽走了。

　　媽媽走後，輪到照顧爸爸。每個星期找個幾天煮幾道菜帶去給爸爸，陪他聊聊天，陪他上醫院。爸是囤物狂，不准我幫他清理，我就趁爸不在家時偷偷幫他大掃除、清冰箱、丟掉過期的食物。這樣的日子一晃又是七年，後來爸爸常跌倒，都要等我看他鼻青臉腫，追問之下才肯說，也說他洗澡連從浴缸要站都站不起來。明顯的肌少症，加上腎臟病越來越惡化，都快洗腎了，依然拒絕我請外籍移工，也不肯搬來給我照顧，只好更勤於奔波。

　　覺得需要接爸爸到我家照顧的那一天遲早要面對，提前準備勢在必行，於是家裡的客房重新整理，裝上新電視、備品全部買齊，隨時準備他入住。

　　爸爸的生日正好是聖誕節，以前全家會一起去餐廳吃飯慶祝，自從媽媽走後，爸就說不用，但我還是每年會幫他慶生。2022 年聖誕，照

例買了蛋糕帶去，以爲爸出門，發現房門半掩，推開門，爸爸仰臥地上，頭卡在衣櫥和矮櫃間，不知躺了多久。搖不醒又搬不動，趕緊打 119 求救，一陣忙亂下把爸送進醫院。在醫院躺了十幾天，這回沒得商量，出院直接把爸接來同住。

菲籍移工來了以後，很意外的他們相處融洽，爸爸常讓她推著輪椅到處去，不料後來 COVID-19 疫情擴散，外面很多地方不能去，爸開始歇斯底里認爲我是監禁他的壞人，半夜要女兒推他找警察抓我，全家被鬧得不得安寧。除了疑神疑鬼容易生氣，爸身體狀況更是每況愈下，需要攙扶的時間越來越多，幾個月後大小便無法自理，幸好我力氣夠大，偶爾菲籍移工休假，獨自照顧的時候，翻身洗澡都能應付。

最後的那段日子爸爸似乎變了，說不出話，但他望著我的眼神變得溫柔慈祥。我有空就陪在旁邊，握著他的手，聊我們一起去的地方、他曾經對我說的話、我對他的感謝。這兩個月對爸爸說的話，比一輩子還多。就在幫爸爸換了醫療床的隔週，爸爸以九十五歲高齡，與世長辭。

爸走了以後，空巢的我，時間不再被分割，專心重訓、注重飲食、照顧自己的健康，立志成爲健康的長者，老來絕不添人麻煩，朝著優雅老去、無病善終的路，自信前行。

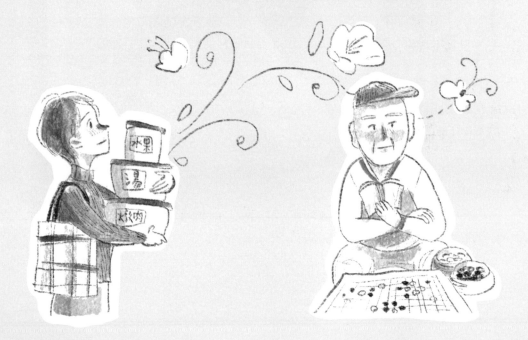

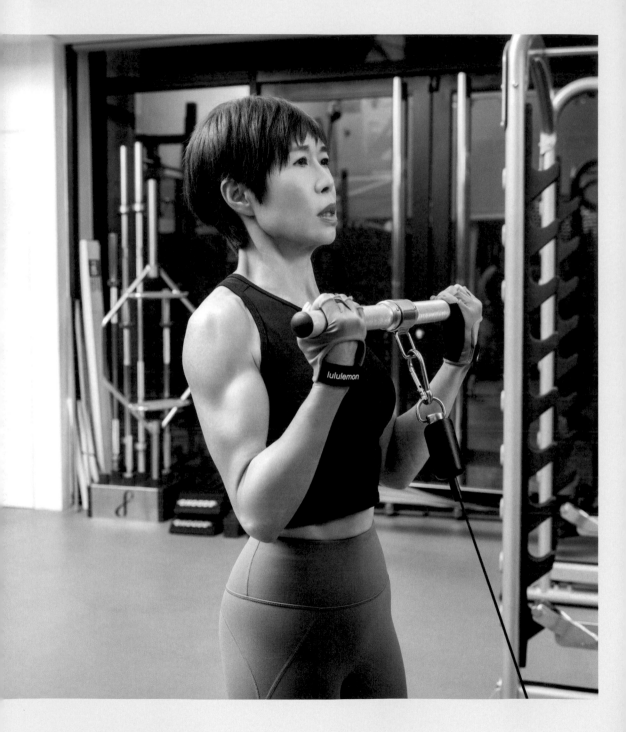

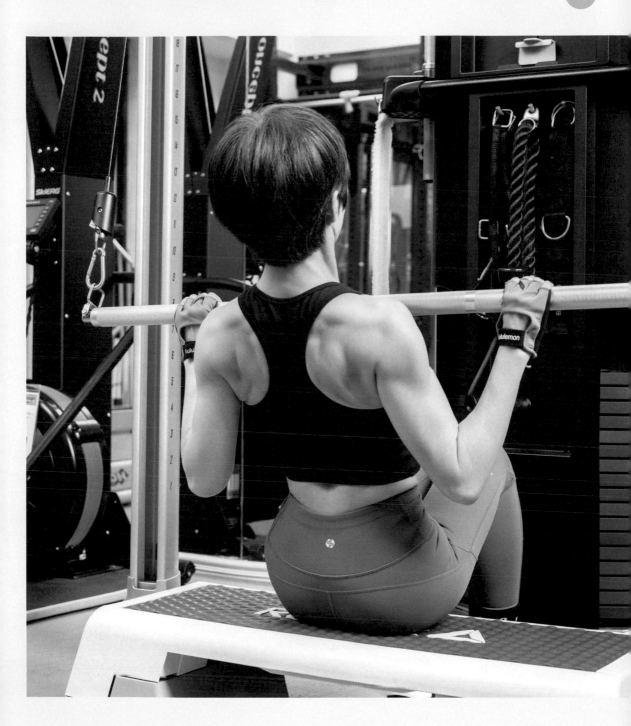

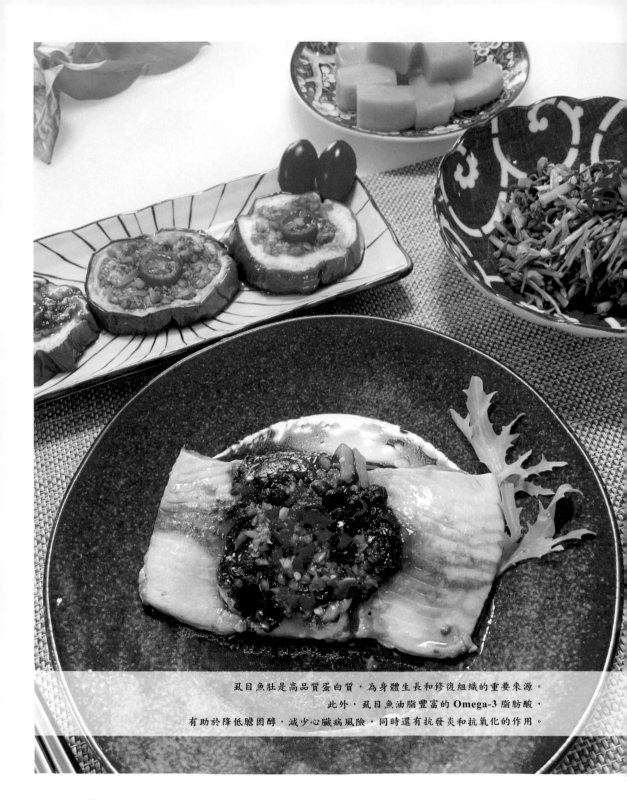

虱目魚肚是高品質蛋白質，為身體生長和修復組織的重要來源。
此外，虱目魚油脂豐富的 Omega-3 脂肪酸，
有助於降低膽固醇，減少心臟病風險，同時還有抗發炎和抗氧化的作用。

⓵ 豆豉蒸虱目魚肚 / 蒸茄子 / 燙空心菜

01
豆豉蒸虱目魚肚

食材 |
虱目魚肚、調味料（豆豉、蒜蓉辣椒醬、醬油、米酒）

做法 |
1. 將虱目魚肚擦乾後，放入盤中。
2. 淋上調味料。
3. 放入電鍋，外鍋加 1 杯水，按下開關。
4. 當開關跳起後，悶 10 分鐘即可。

02
蒸茄子

食材 |
日本茄子、醬料（蒜末、醬油）小番茄

做法 |
1. 茄子切片，置於盤中。
2. 放入電鍋，外鍋加 1 杯水，按下開關。
3. 當開關跳起後，取出茄子擺盤，淋上醬料，小番茄點綴即可。

03
燙空心菜

食材 |
空心菜、水、調味料（蒜末、鹽、胡椒粉、辣椒）

做法 |
1. 空心菜去根，洗淨並切段。
2. 起鍋煮水滾，加入鹽，加入空心菜燙熟。
3. 空心菜取出瀝乾，拌入調味料即可。

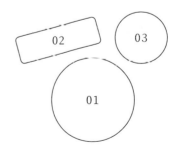

美味祕訣 一般豆豉分乾濕兩種，乾豆豉較鹹，使用前須先泡水，濕豆豉風味較佳。

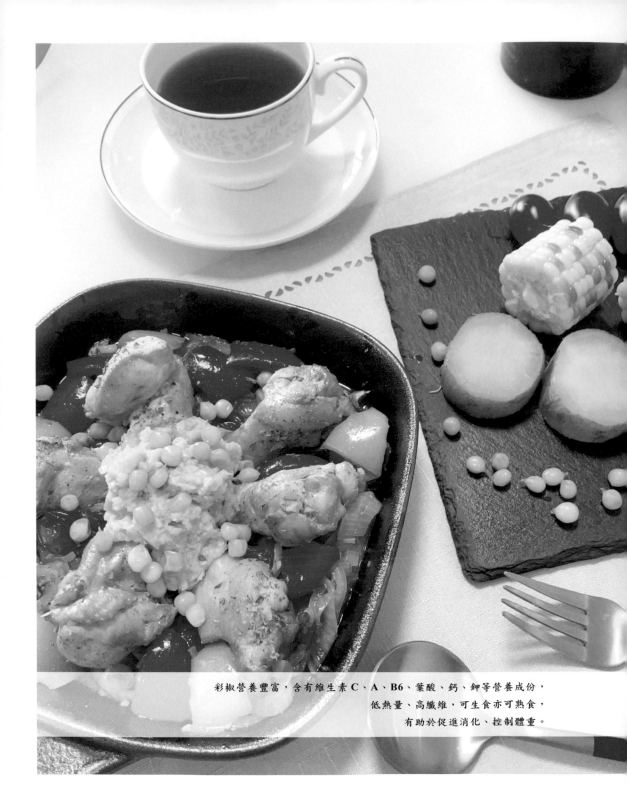

彩椒營養豐富，含有維生素 C、A、B6、葉酸、鈣、鉀等營養成份，
低熱量、高纖維，可生食亦可熟食，
有助於促進消化、控制體重。

②| 彩椒烤小雞腿

01

彩椒烤小雞腿

食材│
彩椒、小雞腿、洋蔥、酪梨醬、熟豌豆、
鹽、蒜末、米酒、香料粉

做法│
1. 彩椒切塊備用。
2. 小雞腿用鹽、米酒、胡椒粉醃 20 分鐘。
3. 洋蔥切絲。
4. 將彩椒、雞腿、洋蔥、蒜末、鹽拌勻。
5. 放氣炸鍋深鍋，180 度烤 12 分鐘。
6. 取出擺盤，放上酪梨醬及熟豌豆點綴。
7. 撒上香料粉即可。

02

熟豌豆

食材│
豌豆、鹽、水、冰水

做法│
1. 豌豆洗淨。
2. 燒一鍋水至滾，放鹽，放豌豆。
3. 再次煮滾後，撈出放冰水中。
4. 取出瀝乾。
5. 分裝成數袋。
6. 可放冰箱冷凍，要用取出退冰即可。

口味選搭 可隨意搭配玉米、地瓜食用。

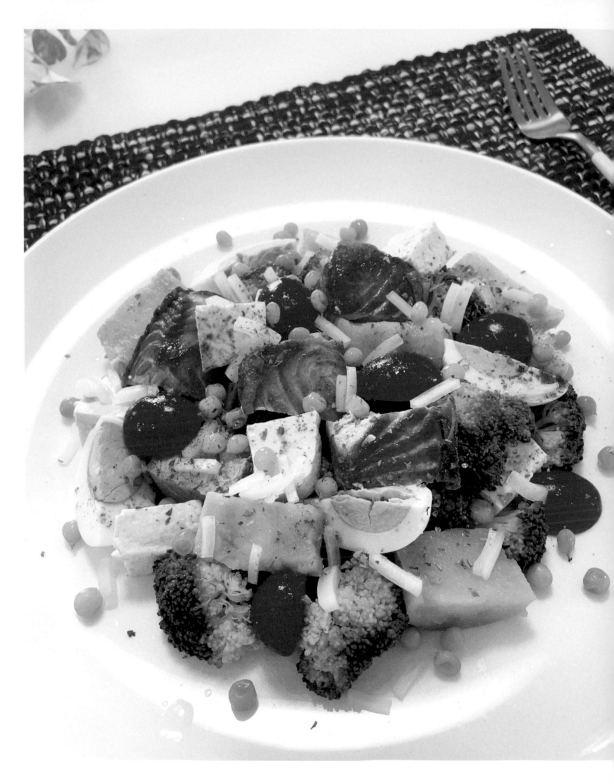

🍴③🍴 鮭魚豆腐蛋沙拉 / 熟地瓜 / 熟花椰菜

01
鮭魚豆腐蛋沙拉

食材|
鮭魚、豆腐、水煮蛋、熟地瓜、熟花椰菜、小番茄、洋蔥、熟豌豆、調味料（鹽、義大利香料粉、橄欖油）、紅椒粉

做法|
1. 鮭魚切塊，抹鹽，熱鍋下油，鮭魚放入煎熟，取出放涼。
2. 豆腐擦乾，切塊，熟地瓜切塊，水煮蛋切成 1/4，小蕃茄對半切，洋蔥切丁。
3. 全部食材放盆中，加調味料拌勻，取出擺盤撒紅椒粉。

02
熟地瓜

做法|
1. 地瓜洗淨。
2. 連皮放電鍋內鍋，外鍋 1 杯水，按下開關。
3. 蒸熟地瓜取出放涼。
4. 分裝成數袋，放冰箱冷凍，需要時取出退冰即可。

03
熟花椰菜

食材|
花椰菜、鹽、水、冰水

做法|
1. 花椰菜洗淨，削去硬皮，切成小朵。
2. 起鍋煮水滾，放鹽，放花椰菜，待熟取出，放入冰水。
3. 撈出，瀝乾水分。

美味祕訣 花椰菜一次量如果較多，完全瀝乾水分後，可分裝放冰箱冷凍，需要時取出解凍。

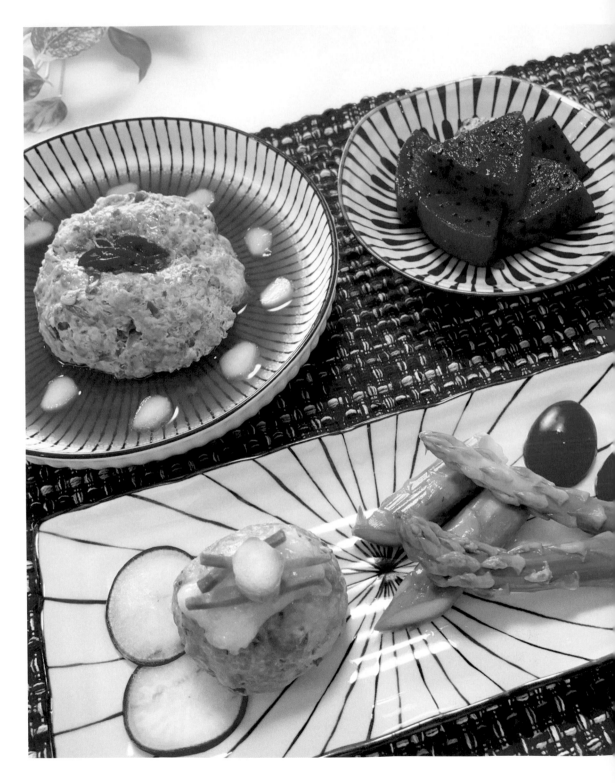

剝皮辣椒蒸肉 / 烤起司剝皮辣椒肉丸子

01

剝皮辣椒蒸肉

食材｜
豬絞肉、剝皮辣椒、調味料（醬油、酒、太白粉、水）、
蘆筍、辣椒

做法｜
1. 剝皮辣椒切碎。
2. 豬絞肉加入剝皮辣椒，放調味料，順時鐘攪拌均勻。
3. 倒入碗中鋪平，放電鍋，外鍋 1 杯水，按下開關。
4. 開關跳起，取出倒扣盤中，辣椒、蘆筍切片點綴。

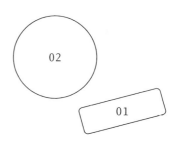

02

烤起司剝皮辣椒肉丸子

食材｜
豬絞肉、剝皮辣椒、調味料（醬油、酒、太白粉、水）、
蘆筍、番茄、起司、紅蘿蔔絲

做法｜
1. 剝皮辣椒切碎。
2. 豬絞肉加入剝皮辣椒，調味料，順時鐘攪拌均勻。
3. 絞肉揉成球狀。
4. 絞肉丸子間隔放入氣炸鍋，丸子上面放起司；180 度烤 10 分鐘。
5. 起司丸子取出擺盤，紅蘿蔔絲、蘆筍、番茄、櫻桃蘿蔔點綴。

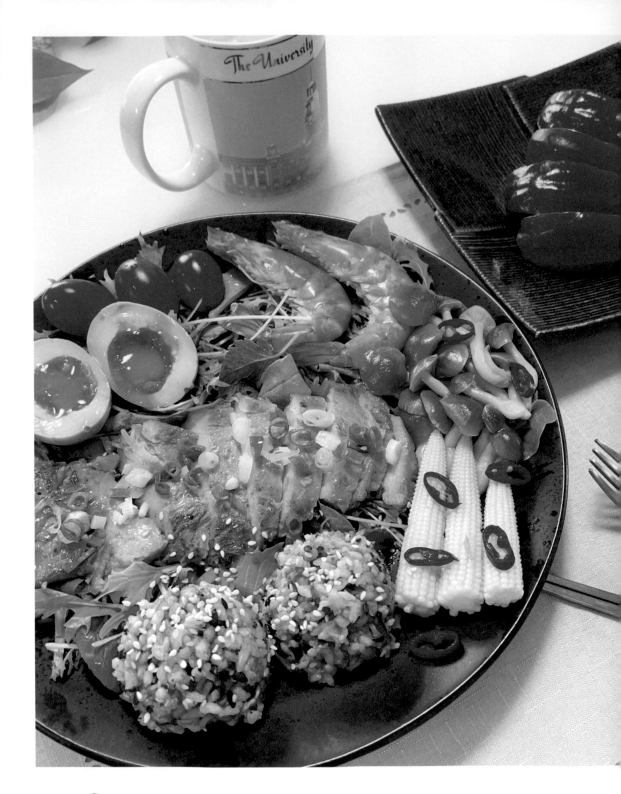

【5】 蠔油雞胸肉套餐

蠔油雞胸肉套餐

食材 |
雞胸肉、調味醃料（蠔油、醬油、蒜末、米酒、糖）、油、蔥花

做法 |
1.雞肉醃料抓勻靜置 3 小時。
2.熱鍋倒油，放雞胸肉煎至熟透。
3.取出切片，撒上蔥花。

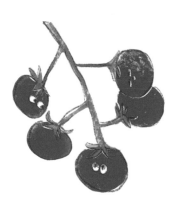

口 味 選 搭 可搭配糙米飯、生菜、溏心蛋、玉米筍、鴻禧菇、蝦，成套餐食用。

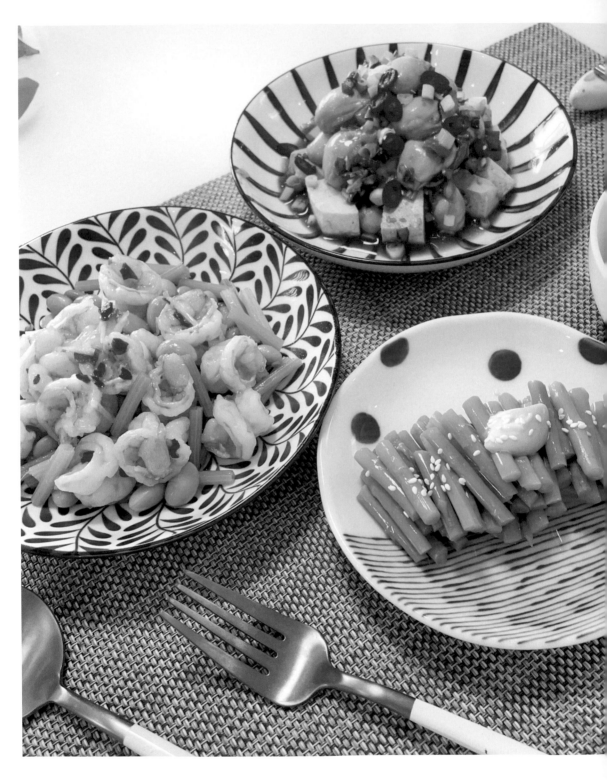

🍴⑥🍴 蘆筍沙拉 / 芹菜炒毛豆蝦仁 / 蔥燒蚵仔豆腐

01

蘆筍沙拉

食材|

蘆筍、鹽、調味醬（原味優格、咖哩粉、鹽、蒜泥、胡椒粉）、白芝麻、冰水、水

做法|

1. 蘆筍洗淨，削除硬皮。
2. 起鍋煮水滾，放鹽，放入蘆筍燙熟，撈起放冰水，取出瀝乾。
3. 調味醬材料全部混合均勻。
4. 蘆筍切段擺盤。
5. 淋上調味醬，撒白芝麻。

02

芹菜炒毛豆蝦仁

食材|

芹菜、熟毛豆、蝦仁、薑片、蒜末、辣椒末、鹽、胡椒粉、米酒

做法|

1. 蝦仁去腸泥。
2. 芹菜洗淨，切段。
3. 熱鍋煸薑片，放入蒜末爆香，放蝦仁翻炒，待變色起鍋。
4. 放芹菜、毛豆，炒熟，放蝦仁，加辣椒、鹽、胡椒粉、米酒翻炒拌勻。

03

蔥燒蚵仔豆腐

食材|

蚵仔、豆腐、蔥花、蒜末、辣椒末、醬油、米酒、油

做法|

1. 熱鍋倒油，下蒜末爆香，放蚵仔，加米酒。
2. 放豆腐，加醬油，加辣椒、蔥花拌勻。

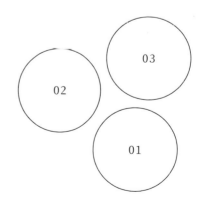

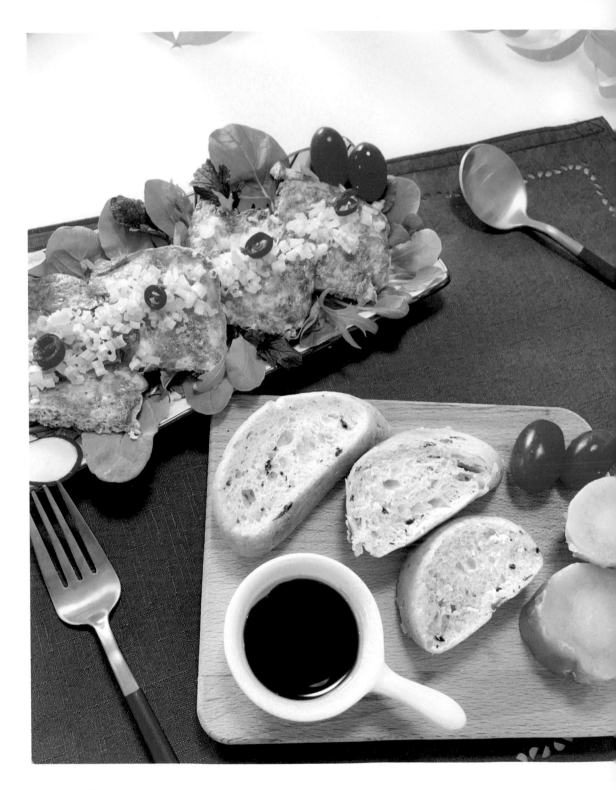

芹菜牛肉煎餅

芹菜牛肉煎餅

食材｜
牛絞肉、芹菜、蛋、鹽、胡椒粉、米酒、中筋麵粉、油、辣椒、生菜、小番茄

做法｜
1.芹菜洗淨，切成末。
2.牛絞肉放入芹菜末、蛋白、米酒、鹽、胡椒粉、麵粉，攪拌均勻至有黏性。
3.熱鍋倒油，牛絞肉均勻倒入鍋中。
4.小火煎至兩面呈金黃色。
5.取出切塊盛盤，放生菜、芹菜末、辣椒、小番茄點綴。

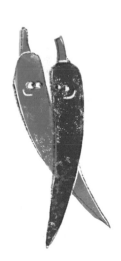

口味選搭　可搭配麵包、油醋醬食用。

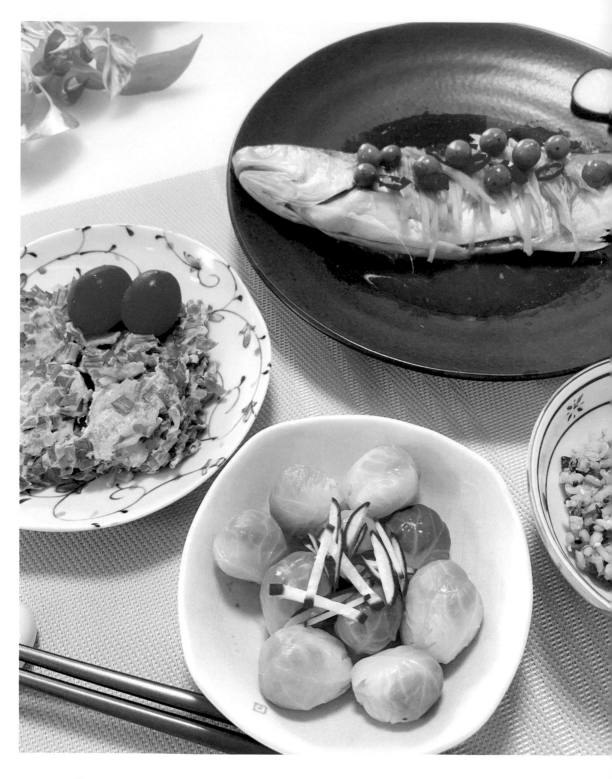

🍴⑧🍴 破布子蒸午仔魚 / 韭菜煎蛋 / 抱子甘藍

01
破布子蒸午仔魚

食材 |
午仔魚、破布子、薑絲、醬油、米酒、辣椒

做法 |
1. 午仔魚擦乾，置盤中，放上薑絲、破布子，淋醬油、米酒。
2. 放入電鍋，倒 1 杯水，按下開關。
3. 開關跳起，取出放辣椒點綴。

02
韭菜煎蛋

食材 |
韭菜、蛋、鹽、油

做法 |
1. 韭菜洗淨，切碎。
2. 雞蛋打入碗中，打散。
3. 韭菜、鹽加入蛋液，攪拌均勻。
4. 熱鍋放油，倒入蛋液。
5. 煎至呈金黃色。

03
抱子甘藍

食材 |
抱子甘藍、櫻桃蘿蔔、鹽、水、冰水

做法 |
1. 起鍋煮水滾，放鹽，放入抱子甘藍。
2. 煮至熟軟，撈起放冰水，瀝乾。
3. 擺盤，放櫻桃蘿蔔點綴。

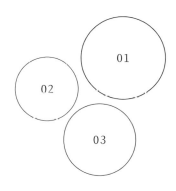

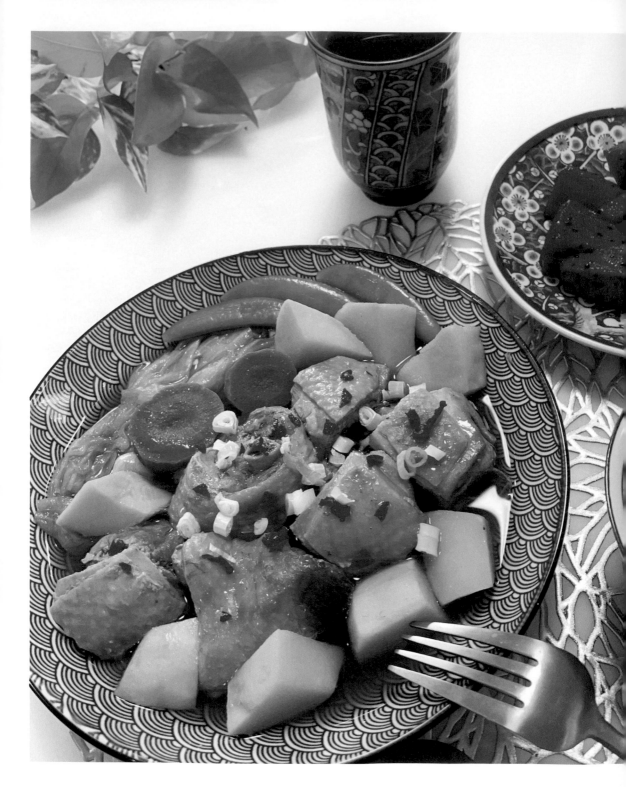

9 高麗菜竹筍燉雞湯

高麗菜竹筍燉雞湯

食材 |
切塊雞腿、高麗菜、竹筍、紅蘿蔔、甜豆、調味料（醬油、鹽、味霖、水、薑片）、
蔥花、辣椒末

做法 |
1.起鍋煮水滾，雞肉加薑片汆燙，撈出沖淨備用。
2.高麗菜洗淨，剝成小片；竹筍、紅蘿蔔洗淨切塊。
3.甜豆去硬絲，煮水燙熟，撈起放冰水，瀝乾備用。
4.高麗菜、雞肉、紅蘿蔔、竹筍放入電鍋內鍋，加調味料。
5.電鍋外鍋加 1 杯水，按下開關。
6.開關跳起，悶 10 分鐘。
7.取出擺盤，撒蔥花、辣椒末點綴。

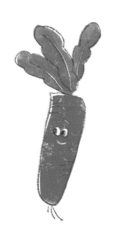

美味祕訣 生鮮肉品去血水，新鮮雞肉適合沸水下鍋，時間短，快速起鍋，可以鎖住鮮甜；排骨、
豬腳、解凍的肉品，適合冷水下鍋，慢慢升溫，才能逼出血污。

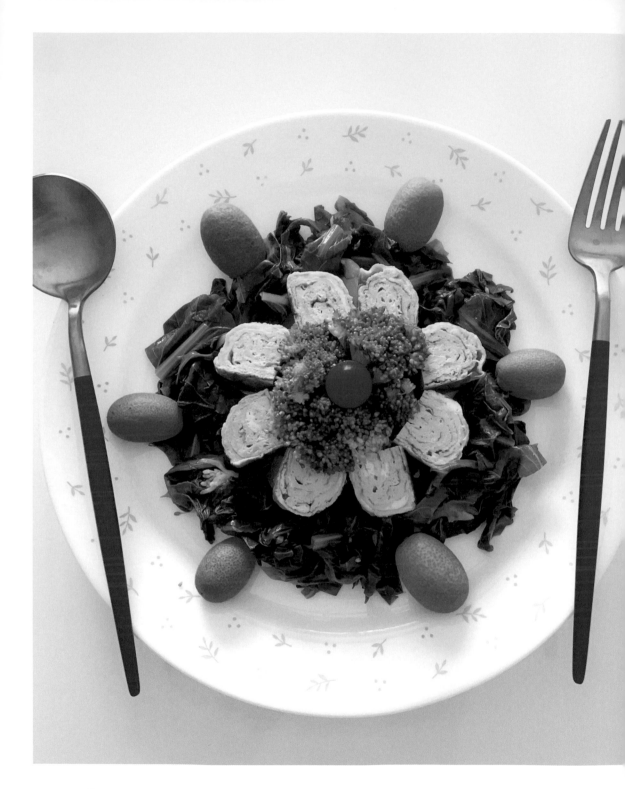

燙芥蘭花

食材|
芥蘭花、花椰菜、蛋、金棗、鹽、油、胡椒粉、冰水

做法|
1. 芥蘭花去莖硬皮，洗淨，切段。
2. 花椰菜洗淨，切成小朵。
3. 煮水滾，加鹽，花椰菜燙熟，取出放冰水，瀝乾備用。
4. 滾水放入芥蘭花，燙熟撈出，瀝乾，加鹽、胡椒粉、油，拌勻。
5. 蛋加鹽打散，取玉子燒鍋，熱鍋加油，倒 1/4 蛋液，待蛋皮熟，捲至一側，再倒入 1/4 蛋液，重複動作，煎成長條形蛋捲，取出切成片狀備用。
6. 全部食材擺盤，放上番茄、金棗點綴卽可。

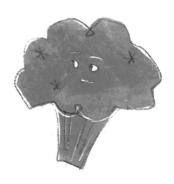

煮食二三事——
歡樂的母女烹飪時光

　　媽媽身形嬌小，只有147公分高，生產的時候發生血崩，幾乎喪命。媽媽說，她當時的景象歷歷在目，有一道亮光，過世外公、外婆站在光的盡頭，似乎迎接著她，媽媽走向外公、外婆的路上，聽到了嬰兒的哭聲，突然驚覺，那是她剛出生的寶寶，於是立刻回頭衝到寶寶身邊。這時緩緩睜眼，發現親戚們都圍在身邊哭泣，明白自己從鬼門關繞了一圈回到人世。就因為一個不能讓我一出生就沒有媽媽的念頭，從此媽媽用盡一生的心力撫養我長大，無怨無悔。

　　媽媽把為人母應盡的職責做到極致，尤其把我餵飽這件事。她自己極度偏食，不吃青菜，卻煮給我營養均衡的三餐，餐餐都有飯菜、魚、肉、水果，而且分量很多，把我養得白白胖胖。媽媽結婚以後，搬到基隆山上的公家宿舍，四十戶人家，爸爸們都是同事，媽媽們買菜得下山上山、長途跋涉，但媽媽從不喊苦。鄰居感情好，煮了什麼好料，總是不吝四處分送，聰慧的媽媽學會一手南北好菜。媽媽的素食料理無師自通，簡單味美，同住的祖母茹素極度嚴謹，煮菜得用專用的鍋子、乾淨的油，蔥蒜蛋奶都不吃，而且祖母裹小腳，不方便出門，於是媽媽為祖母煮素食近三十年，從未間斷，這期間祖母沒看過醫生，以八十五歲高齡無病辭世，媽媽煮的健康素菜是最重要關鍵。加上媽媽原本拿手的台菜和日本料理，我也算嚐遍各種美食，小有口福。

　　媽媽喜歡把我帶在身邊，不論上市場買菜還是進廚房料理，我總是跟前跟後，廚房裡邊聊天邊做菜，是母女最快樂的時光，看著看著，也學了多道料理，不知不覺我也愛上採買烹煮。

　　上大學後，我有了家教收入，去報名 YMCA 的烹飪課，全班都是婆婆媽媽，只有我一個大學生；參加大一新生烹飪比賽，即使沒名次，也玩得開心盡興；負責社團營隊幾十人幾天的伙食，用小貨車買食材、大灶煮菜，焦頭爛額，依舊樂此不疲。

　　婚前煮食都是學習，婚後就真的擔起三餐責任，把家人的身體照顧好，成為我首要職責，從此跟煮食結下不解之緣。不過生活在大都市，尤其台北，外食非常方便，五星餐廳或路邊攤，隨你挑任妳選；疫情之後，外送美食更是如雨後春筍；有時隨波追逐美食部落客、米其林的推薦名單⋯⋯開心享受美食之餘，肚子的肥油也越來越厚。

　　開始接受營養諮詢後，經過取捨，決定選擇在家煮食，體會簡單即美味。這一年來享受自己料理的健康餐，感恩每一口食物帶來身體的養分，拾回健康、瘦身有成。養成在家吃飯的習慣以後，不但伙食費省了，因為餐餐吃好吃飽，不會嘴饞想吃零食，不會低血糖頭暈，而且基礎代謝率變高，變成不易胖體質，照鏡子變成最得意的事。

　　感謝媽媽的啟蒙，我樂於進廚房做料理，而我自己當媽之後，女兒也有樣學樣，甚至更上層樓，成了烘焙高手，即使遠居他鄉，同樣享受在家煮食。健康餐盤飄洋過海，代代傳承，幸福的味道永遠不會忘記。

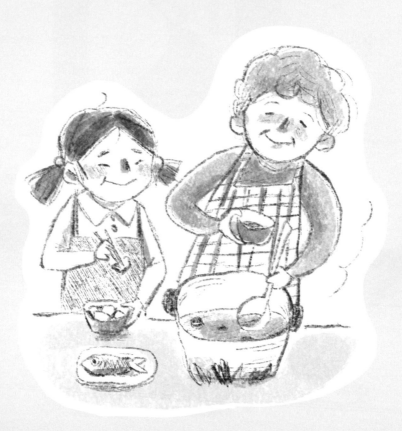

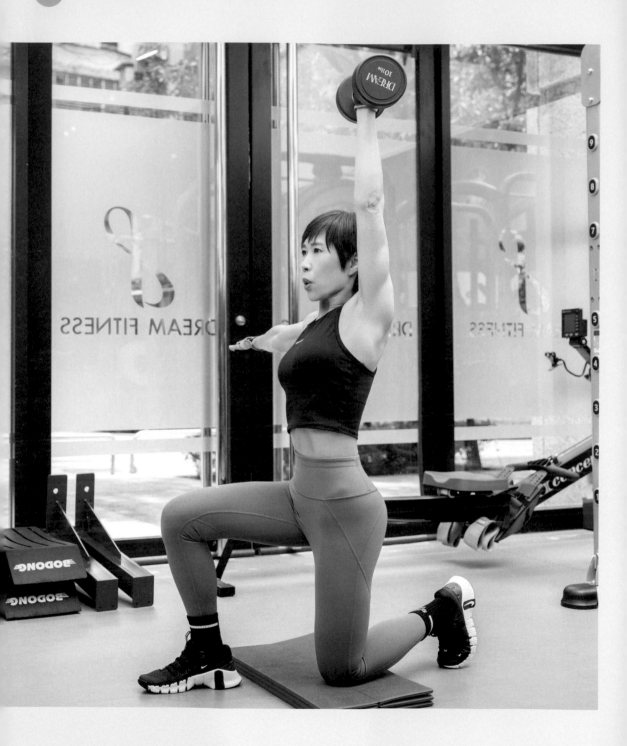

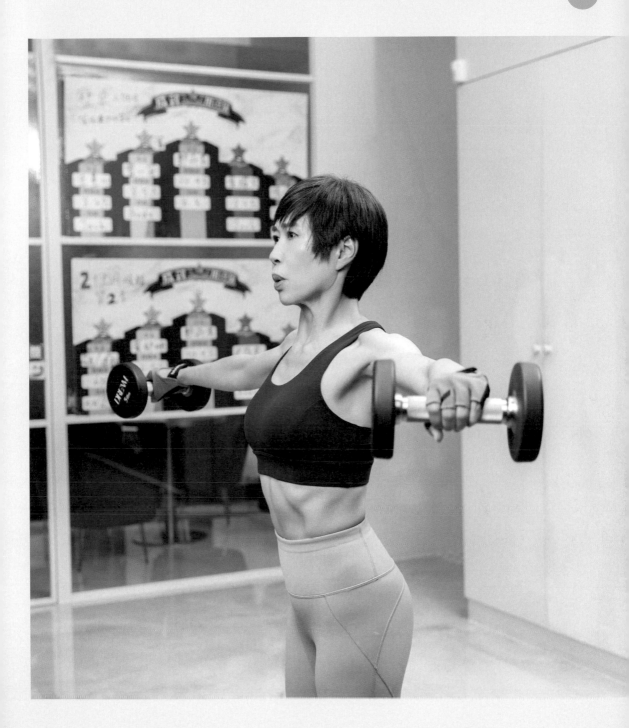

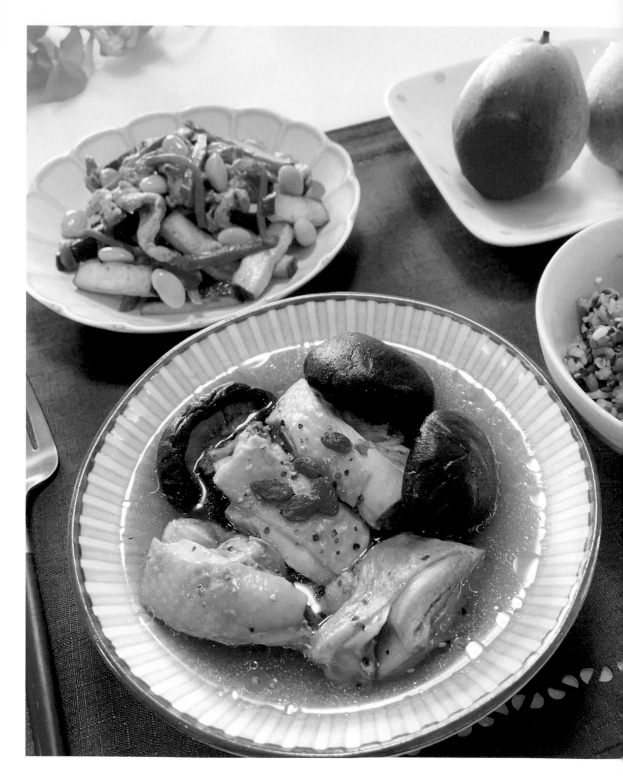

🍴(11)🍴 香菇雞湯 / 豆乾炒肉絲

01

香菇雞湯

食材 |
切塊雞腿、乾香菇、調味料（薑片、鹽、米酒）水、白胡椒粉

做法 |
1. 乾香菇冷水泡軟
2. 燒一鍋滾水，加鹽汆燙雞肉，取出洗淨雜質。
3. 電鍋內鍋放雞肉、香菇、調味料，外鍋倒 1 杯水，按下開關。
4. 開關跳起，撒白胡椒粉即可。

02

豆乾炒肉絲

食材 |
豆乾、豬肉絲、紅蘿蔔、毛豆、醃料
（米酒、鹽、太白粉）、醬油、胡椒粉、油

做法 |
1. 豆乾切成長條形。
2. 豬肉絲加醃料拌勻。
3. 紅蘿蔔洗淨切絲。
4. 熱鍋倒油，放豬肉絲，炒熟盛出。
5. 放豆乾炒香。
6. 加入紅蘿蔔，毛豆拌勻。
7. 加入肉絲炒香。
8. 加入醬油、胡椒粉，拌勻。

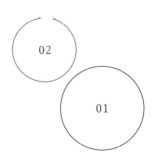

美味祕訣 香菇用冷水比熱水泡，煮出來的香氣比較濃。

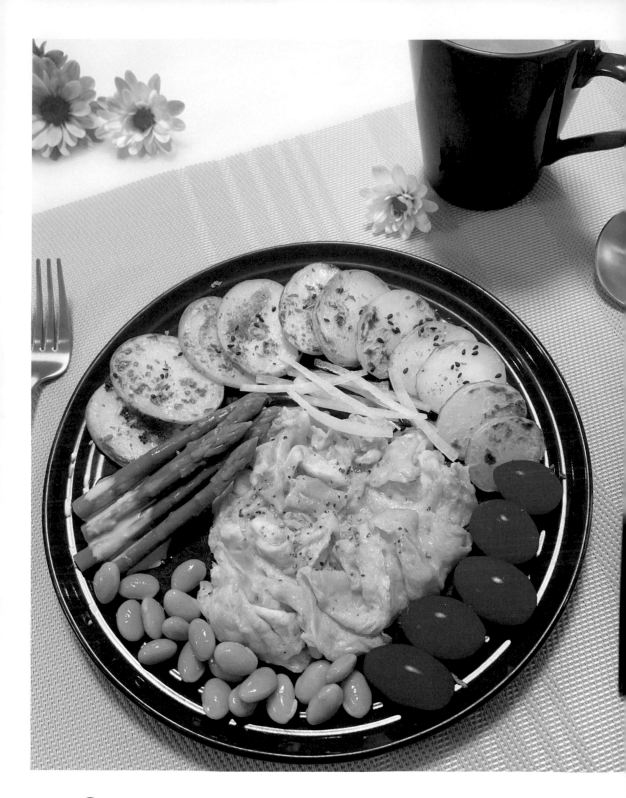

🍴12🍴 煎馬鈴薯片佐炒蛋

煎馬鈴薯片佐炒蛋

食材|

馬鈴薯、蛋、蘆筍、毛豆、番茄、洋蔥絲、牛奶、
鹽、胡椒粉、油、芝麻醬、黑芝麻粒

做法|

1. 蛋打散加入牛奶、鹽、胡椒粉，攪拌均勻。
2. 熱鍋加油，倒入蛋液，略為攪拌，待蛋液稍凝固即可關火。
3. 馬鈴薯洗淨，切片。
4. 熱平底鍋，倒油，排入馬鈴薯片，兩面煎熟。
5. 洋蔥切絲，泡水去辛味。
6. 蘆筍、毛豆燙熟，瀝乾備用。
7. 所有食材擺盤，蛋撒胡椒粉，馬鈴薯撒鹽、胡椒粉、黑芝麻，蘆筍淋芝麻醬。

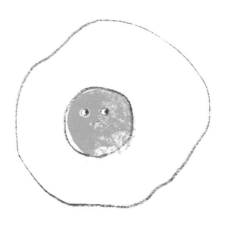

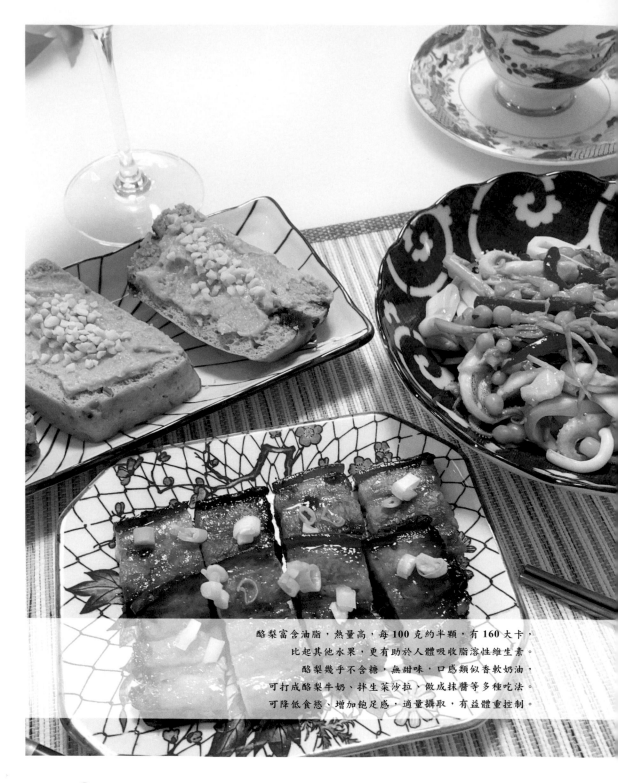

酪梨富含油脂，熱量高，每100克約半顆，有160大卡，
比起其他水果，更有助於人體吸收脂溶性維生素。
酪梨幾乎不含糖，無甜味，口感類似香軟奶油，
可打成酪梨牛奶、拌生菜沙拉、做成抹醬等多種吃法。
可降低食慾、增加飽足感，適量攝取，有益體重控制。

🍴⟨13⟩🍴 酪梨醬堅果吐司 / 烤豬五花肉 / 涼拌透抽

01

酪梨醬堅果吐司

食材｜
酪梨、吐司、杏仁粒、調味料（檸檬汁、胡椒粉、鹽、橄欖油）

做法｜
1. 酪梨切成兩半去籽，挖出果肉，搗碎成泥狀。
2. 酪梨泥加調味料，混合均勻即可。
3. 取吐司抹上酪梨醬，撒上杏仁粒即完成。

02

烤豬五花肉

食材｜
五花肉、醃料（醬油、五香粉、胡椒粉、米酒）、油、蔥花

做法｜
1. 五花肉洗淨，起鍋冷水汆燙，撈出洗淨雜質。
2. 豬肉抹醃料，豬皮戳洞，置冰箱冷藏，醃 3 小時以上。
3. 放氣炸鍋烤盤，噴油，設定 200 度，25 分鐘。
4. 取出切塊擺盤，撒蔥花點綴即可。

03

涼拌透抽

食材｜
透抽、紅椒、蘆筍、薑絲、熟豌豆、醬料（薑末、醬油、烏醋、胡椒粉、香油）

做法｜
1. 透抽去除內臟洗淨，切小，起鍋煮水滾，汆燙備用。
2. 蘆筍切段燙熟備用。
3. 紅椒切成條狀。
4. 取空盆，全部食材加醬料拌勻。

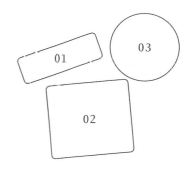

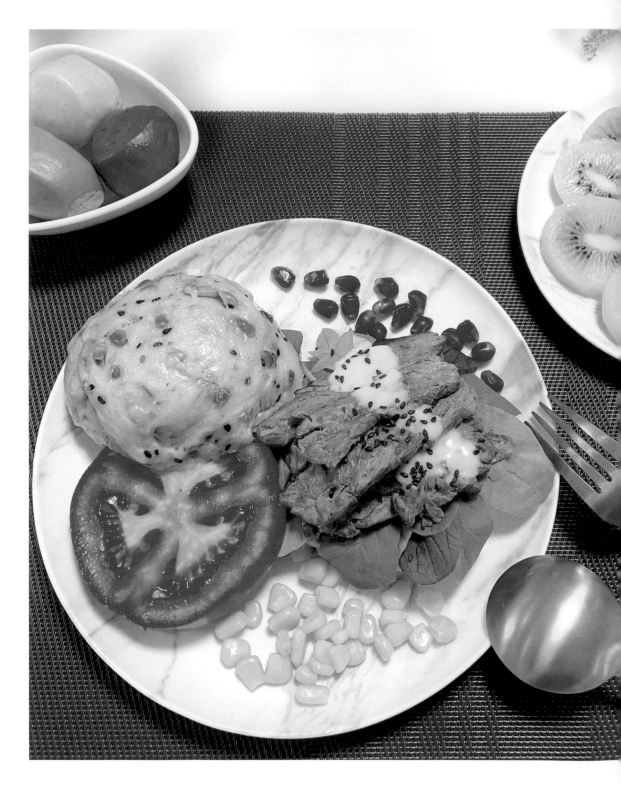

🍴14🍴 雜糧饅頭佐滷牛肉片

雜糧饅頭佐滷牛肉片

食材|
雜糧饅頭、牛肉、滷料（醬油、薑片、大蒜、米酒、滷包）、
蕃茄、生菜、玉米粒、石榴芝麻醬、黑芝麻

做法|
1.饅頭蒸熱。
2.生菜洗淨瀝乾備用。
3.蕃茄切片。
4.取一鍋冷水，放牛肉汆燙，取出。
5.快鍋放牛肉、滷料，加水，大火煮滾，小火煮 15 分鐘。
6.牛肉取出切片。
7.饅頭橫切擺盤，放生菜、牛肉片，淋芝麻醬，撒黑芝麻。
8.放上石榴、玉米點綴。

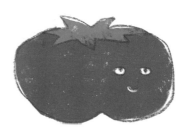

口味選搭 可搭配奇異果、藍莓、小蕃茄食用。

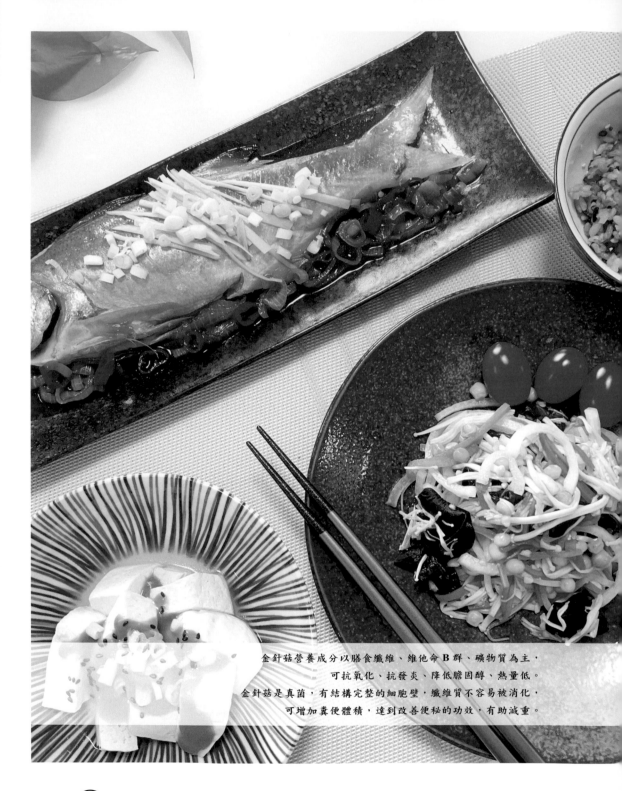

金針菇營養成分以膳食纖維、維他命B群、礦物質為主，
可抗氧化、抗發炎、降低膽固醇、熱量低。
金針菇是真菌，有結構完整的細胞壁，纖維質不容易被消化，
可增加糞便體積，達到改善便秘的功效，有助減重。

🍴⑮ 涼拌金針菇 / 洋蔥醬燒午仔魚 / 味噌豆腐

01

涼拌金針菇

食材｜
金針菇、木耳、紅蘿蔔、洋蔥、熟豌豆、小蕃茄、調味料（鹽、胡椒粉、黑醋）

做法｜
1.金針菇帶土根部切除，切小段燙熟瀝乾。
2.洋蔥切絲，泡冰水去辛味，瀝乾。
3.紅蘿蔔切絲燙熟瀝乾。
4.木耳燙熟瀝乾。
5.全部食材加調味料拌勻。
6.擺盤放上小番茄點綴。

02

洋蔥醬燒午仔魚

食材｜
午仔魚、洋蔥、醬油、味霖、水、辣椒、米酒、薑絲、蔥花

做法｜
1.午仔魚擦乾。
2.洋蔥切細。
3.鍋中加入洋蔥、醬油、味霖、水，煮滾。
4.午仔魚放入鍋中，加米酒，小火煮，待上色入味，關火。
5.盛盤，放辣椒、薑絲、蔥花點綴。

03

味噌豆腐

食材｜
豆腐、調味醬（味增、味霖、米酒）熟黑芝麻、蔥花

做法｜
1.味霖、米酒倒入鍋中小火煮滾。
2.加入味噌攪拌化開煮滾。
3.豆腐切塊置盤中。
4.淋上調味醬，撒黑芝麻、蔥花點綴。

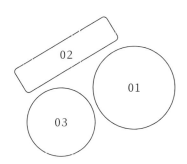

美味祕訣　可斟酌拌些香油增香氣。

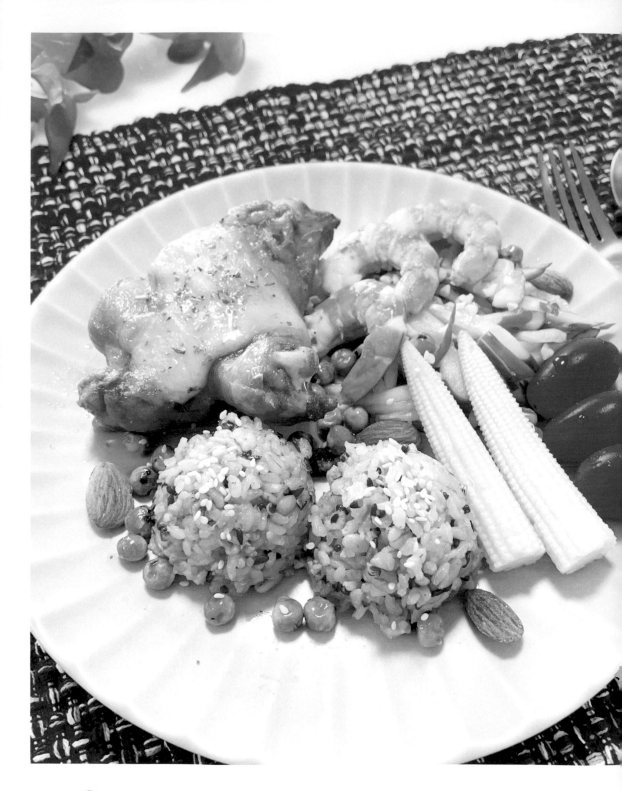

🍴 16 烤起司雞腿

烤起司雞腿

食材│

去骨雞腿、小黃瓜、豌豆仁、玉米筍、蝦、小番茄、起司、鹽、
胡椒粉、米酒、香料粉、堅果、五穀米飯、白芝麻

做法│

1. 去骨雞腿用鹽、胡椒粉、米酒醃 30 分鐘。
2. 小黃瓜洗淨，切成條狀。
3. 玉米筍洗淨，燙熟備用。
4. 蝦燙熟，去殼備用。
5. 雞腿放氣炸鍋烤盤，放起司，設定 180 度 10 分鐘。
6. 熱鍋加油，放小黃瓜、豌豆，加鹽、胡椒粉，炒熟關火。
7. 將食材盛盤，雞腿撒香料粉，五穀飯撒芝麻粒，放堅果、小蕃茄卽可。

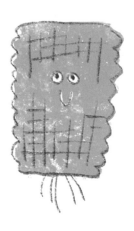

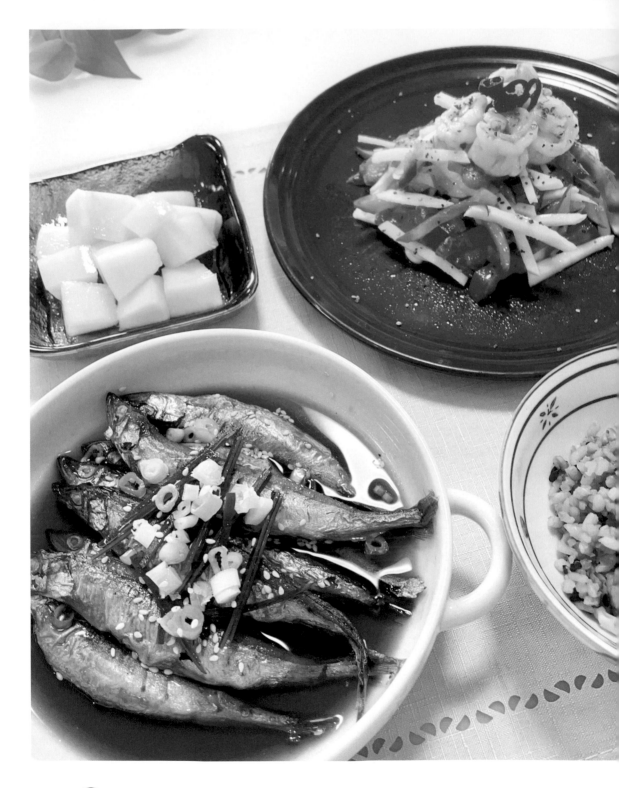

🍴 17 🍴 醬燒柳葉魚 / 涼拌三絲（竹筍、番茄、小黃瓜）

01

醬燒柳葉魚

食材｜
柳葉魚、調味醬汁（昆布、味霖、清酒、醬油、水）、蔥花、白芝麻

做法｜
1. 調味醬汁食材放鍋中煮滾。
2. 放入柳葉魚，待熟即可關火。
3. 柳葉魚取出擺盤，昆布切絲、蔥花點綴，撒上白芝麻。

02

涼拌三絲（竹筍、番茄、小黃瓜）

食材｜
綠竹筍、番茄、小黃瓜、蝦仁、鹽、胡椒粉、橄欖油

做法｜
1. 綠竹筍連殼放電鍋，外鍋放 1 杯水，按下開關。
2. 待開關跳起，取出綠竹筍，放涼切條狀。
3. 小黃瓜切條狀，加鹽醃半小時，捏除水份。
4. 番茄洗淨切成條狀。
5. 蝦仁挑除泥腸，燙熟備用。
6. 綠竹筍、小黃瓜、番茄，加鹽、胡椒粉，淋橄欖油，拌勻。
7. 擺盤放蝦仁、辣椒點綴。

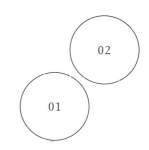

美味祕訣 柳葉魚勿久煮，否則魚身易斷。

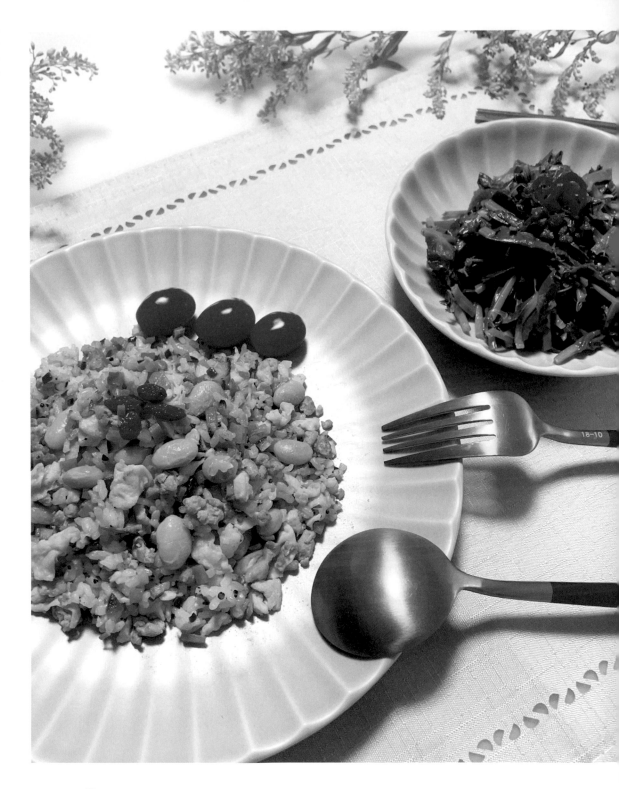

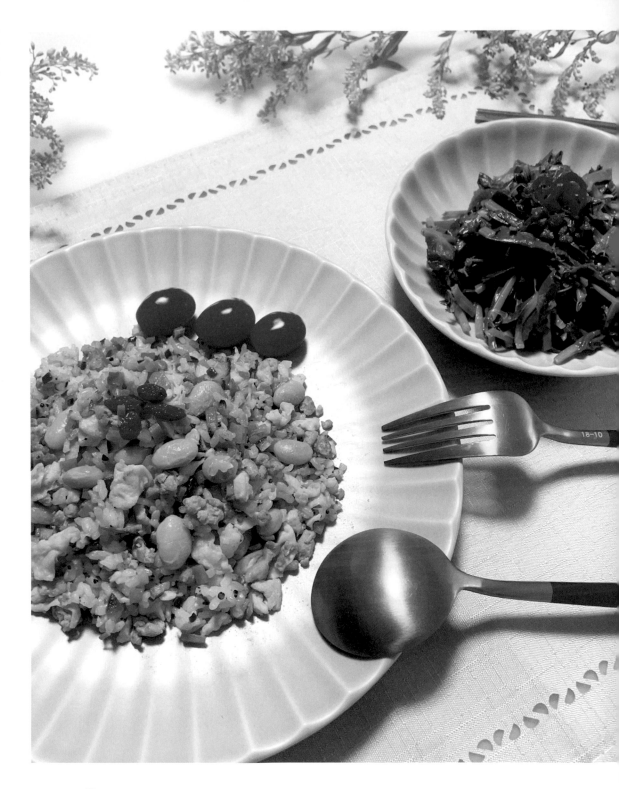【18】炒飯 / 炒大豆苗

01

炒飯

食材｜
冷糙米飯、蛋、毛豆、豬絞肉、紅蘿蔔、洋蔥、鹽、胡椒粉、米酒、枸杞、小番茄

做法｜
1. 洋蔥切末、紅蘿蔔切丁、枸杞泡水備用。
2. 蛋加鹽打散。
3. 絞肉放鹽、米酒醃 10 分鐘。
4. 熱鍋倒油，放絞肉拌炒至熟，取出。
5. 倒蛋液炒到半熟取出。
6. 倒油，炒洋蔥、紅蘿蔔、毛豆至洋蔥變軟。
7. 加入冷飯翻炒。
8. 加入絞肉、蛋拌勻。
9. 盛出擺盤，放枸杞和小番茄點綴。

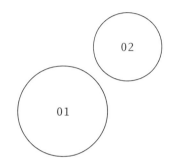

02

炒大豆苗

食材｜
大豆苗、干貝辣醬、鹽、米酒、辣椒

做法｜
1. 豆苗摘除硬梗，洗淨。
2. 熱鍋倒油，放豆苗，加鹽、米酒、干貝辣醬，大火快炒至熟。
3. 盛出擺盤，上面放辣椒點綴。

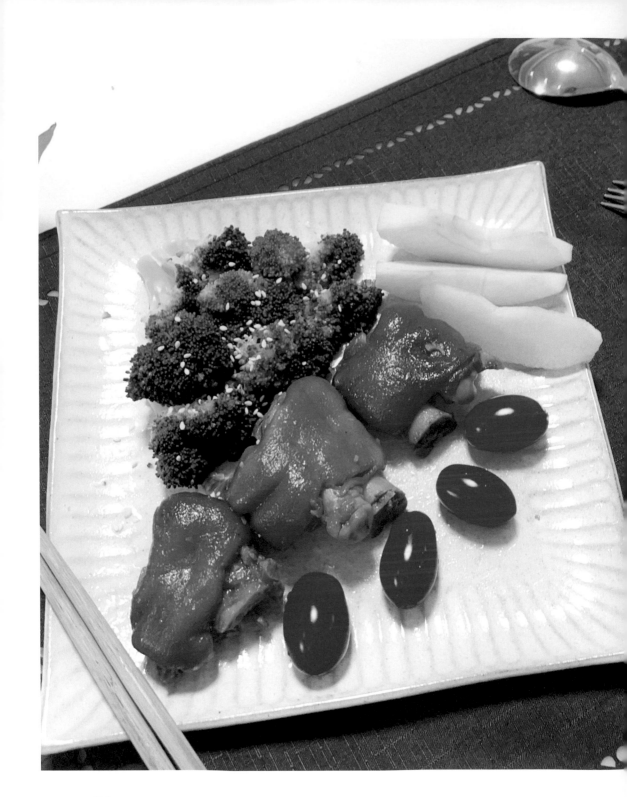

🍴⟨19⟩ 滷豬腳

滷豬腳

食材｜

豬前腳、花椰菜、小番茄、糙米飯、切片蘋果、調味料
（醬油、蔥、薑、蒜、米酒、八角、冰糖、水）

做法｜

1.豬腳放冷水鍋中汆燙，洗淨備用。
2.蔥切段、薑切片、蒜、八角，放入滷包袋中。
3.快鍋放豬腳、滷包袋、倒醬油、米酒、冰糖、水。
4.快鍋大火煮滾，轉小火煮 20 分，關火。
5.花椰菜洗淨，切成小朵
6.煮水滾，加鹽，花椰菜燙熟，取出放冰水，瀝乾備用。
7.豬腳取出擺盤，放花椰菜、小番茄、切片蘋果點綴。
8.盛糙米飯，撒上芝麻即可。

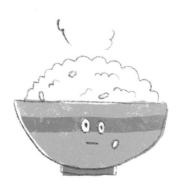

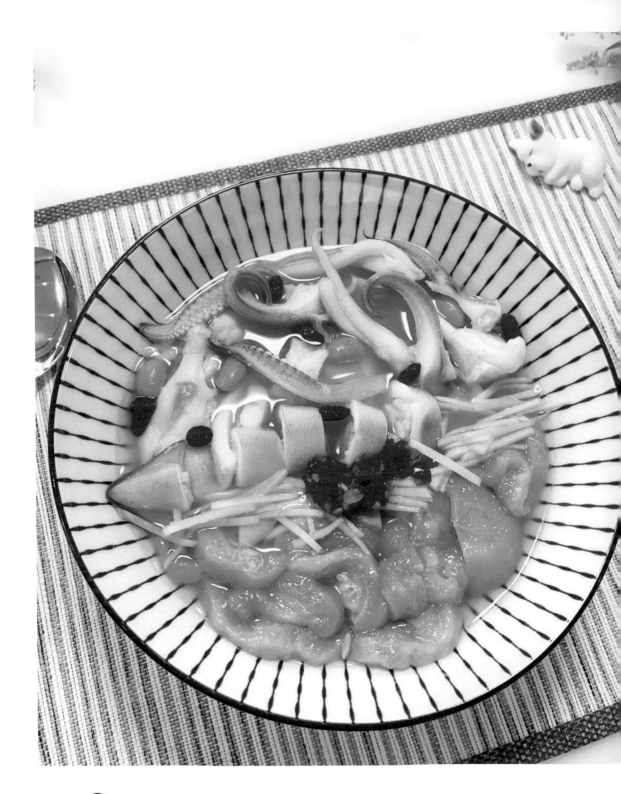

🍴⟨20⟩ 絲瓜透抽糙米粥

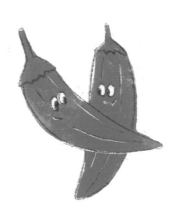

絲瓜透抽糙米粥

食材｜

冷糙米飯、絲瓜、透抽、薑絲、米酒、鹽、
醬油、白胡椒粉、毛豆、辣椒

做法｜

1. 透抽洗淨，切圈狀。
2. 絲瓜洗淨去皮，切小塊。
3. 起鍋煮水滾，加鹽，放入絲瓜，煮熟後撈起。
4. 放薑絲略煮，取出。
5. 放入透抽，加酒，待熟取出。
6. 倒入冷糙米飯，小火熬煮至粥湯變稠。
7. 加醬油、白胡椒粉調味。
8. 粥盛碗中，放透抽、絲瓜、薑絲，毛豆、辣椒點綴。

運動低能兒的蛻變之路
——不會騎車開始

爸爸常說他學生時代是運動健將，無論跳高、跳遠、網球、棒球、跳舞，不但樣樣精通，而且表現優異。而媽媽正好相反，媽媽的興趣是閱讀，擅長做衣服、畫畫、編織、刺繡等靜態活動，對運動興趣缺缺，既不能跑、也不能跳、不會打球、不會游泳，更遑論跳舞、騎車。爸一生遺憾無法和媽相偕騎車出遊，偏偏我遺傳媽媽的大部份特質，擅長家務，但運動低能。

我的筋比一般人緊，反應慢半拍，所以從小我無法盤腿、蹲著就會跌倒、沒辦法踢毽子、跳高不曾過關，不論排球、網球、羽球、乒乓球，什麼球都打不好，體育成績糟到差點不及格，還曾因跳馬拉傷被老師送醫，加上前庭功能弱、平衡感差，容易暈車、暈眩，所以我完全不是個熱愛運動的人。

媽媽不會騎車，失望之餘，爸爸在我上幼稚園就買了腳踏車教我，希望老婆不會騎車，起碼女兒要會。無奈駑鈍的我，怎麼樣都學不會，連極有毅力的爸爸都放棄了。上大學後面臨一個難題，校園很大，同學上課都是腳踏車代步，於是爸爸又買了一台腳踏車教我騎，結果還是沒有成功。孩子出生，先生試圖教我騎輕型機車，結論是他搖著頭說：「算了，你搭計程車吧！」

運動神經奇差的我，幸好很能走、很會跑。小時候住山上，中低年級的時候，校車只開到山下，四、五年的時間，我上學、回家都要走一

段山路，因而練就一雙能走耐跑的腿。小學期間不曾生病，長大之後爬山也不會累，應該就是小時候走山路打下的基礎吧！

初中一年級的一堂體育課考百米短跑，我被安排跟班上的體育健將一起跑。為了面子，不想輸她太多，我這個胖子拼了命跑了個 15 秒，頓時信心大增，運動項目裡，唯有跑是我還可以的。

雖然不擅長運動，但一直逼著自己動，心裡明白唯有身體健康，才有餘力好好照顧家人，而且我深信身體要好一定要動，所以無論韻律操、有氧舞蹈、踢踏舞、皮拉提斯、Zumba，健身房的各種團課都試過。但除了慢跑，沒有真正愛上哪一項運動。

以前喜歡爬山，因為總是大汗淋漓，身心舒暢，只要體力夠，運動神經即使不好，依然能享受大自然美景和感受紓壓療癒的力量。曾經和一群熱愛爬山的朋友，每週去爬台北郊山，清晨出發，下午四點回家，大家自備午餐，帶些點心水果，在山上談天說地、享受自然風光。可是我在一次爬山的路上滑倒摔斷手，從此陰影揮之不去，再上山總是戰戰兢兢，後來就較少爬山了。前幾年大學同學熱情邀約，再度開始爬山，既是運動也維繫友情，爬山是我除了慢跑、重訓之外，最樂於從事的運動。

因為新冠肺炎疫情的關係，好長一段時間健身房、校園、公園都關閉，窩在家眼看著自己越來越胖，照顧爸爸的壓力越來越大，心情越

來越憂鬱，知道是時候找個紓壓的窗口，於是一等健身房解禁，我就開始尋覓一個我會愛上而且可以持續的運動。一個陌生、充滿魅力的運動──重訓，就這麼進入我的生命。

重訓課第一天上完，全身痠痛到像個老嫗，必須扶著樓梯扶手，才有辦法下捷運樓梯。之後幾堂課，身體歪歪扭扭、雙腿發抖，每個訓練動作都要咬牙硬撐。但沒多久就感受到自己的進步，看著鏡中動作越來越標準、肌肉越來越有力、線條越來越明顯，成就感油然而生。領悟到自己終於找到適合的運動，而且已經不是從前那個動作不靈活、體育課被人訕笑的我。

熱切享受重訓的成果，於是在家也買了教練建議的啞鈴跟健身椅，每天的重訓習慣變得像吃飯、睡覺一樣自然。重訓一年，原先鬆垮的臀變翹了，腰回到年輕時的 64 公分，背更挺了，手臂的贅肉變成緊實的線條，全身都變精壯，雖然還是有歲月的痕跡，但我好喜歡現在自己的模樣。

確信重訓將會陪伴我一生，我會因此成為一個強健的長者，不讓骨質酥鬆或肌少症成為我的困擾，有能力去自己想去的地方、做自己想做的事，成為一個活到生命最後一天，依然優雅自信的美麗女子。

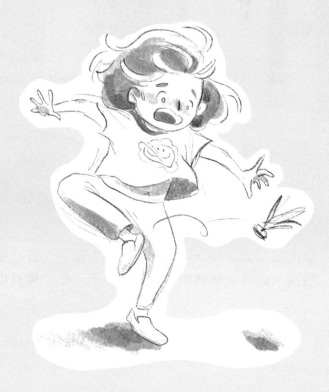

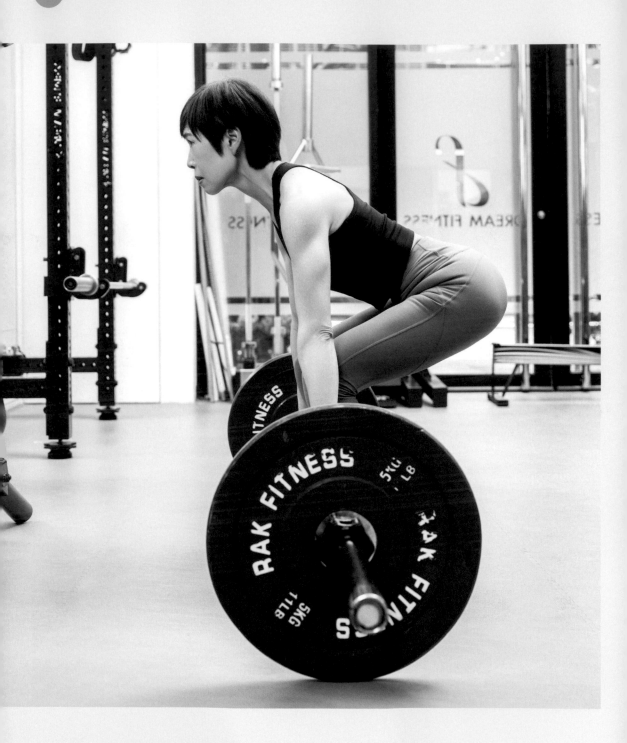

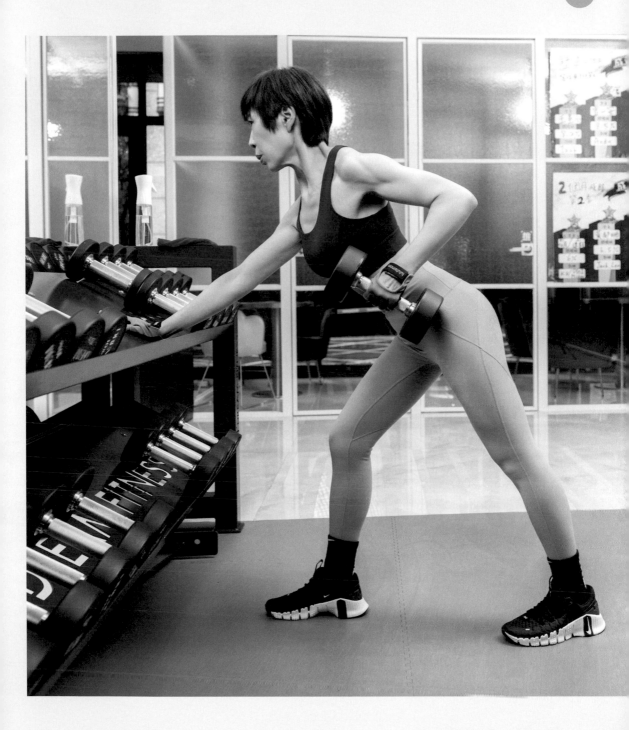

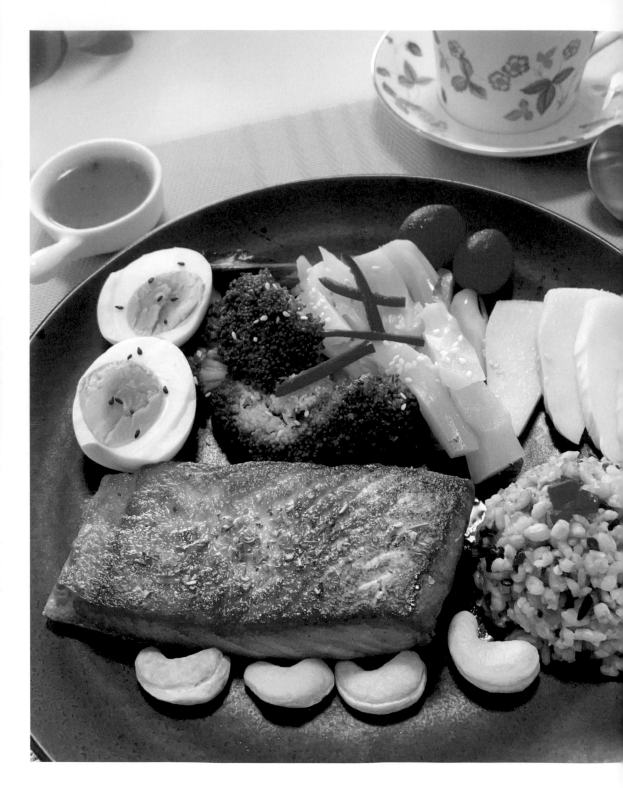

🍴21🍴 香煎鮭魚

香煎鮭魚

食材 |
鮭魚、鹽、香料粉、油、黑白芝麻粒、配菜
（水煮蛋、熟花椰菜、綠竹筍、小番茄、紅椒絲、堅果）

做法 |
1.鮭魚均勻抹鹽。
2.熱鍋倒油，魚皮朝下放鍋中煎。
3.煎至兩面呈金黃色。
4.擺盤，撒上香料粉。
5.放配菜，撒上黑、白芝麻粒。

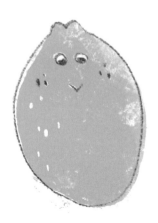

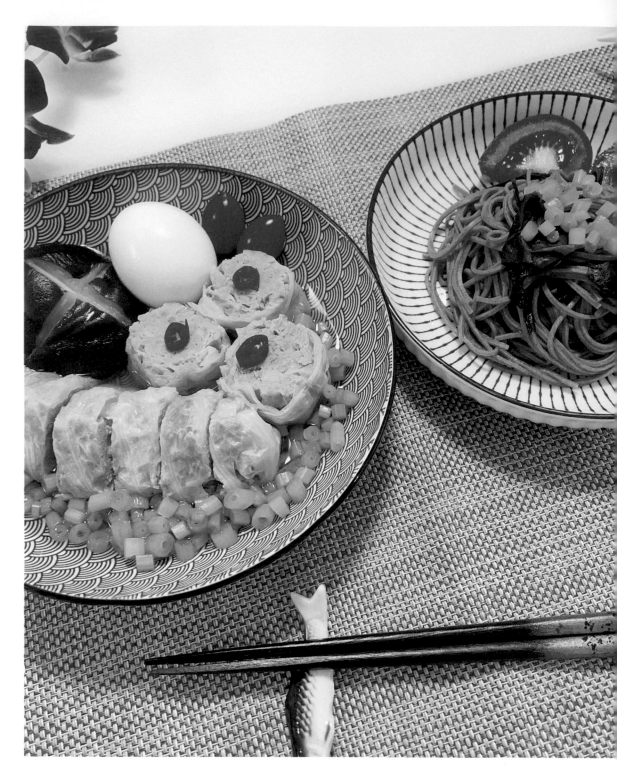

🍴(22)🍴 高麗菜肉捲 / 蕎麥麵

01
高麗菜肉捲

食材 |
高麗菜、豬絞肉、調味料（薑泥、蒜泥、鹽、胡椒粉、太白粉、米酒、醬油、水）；
配菜（芹菜丁、香菇、水煮蛋、小蕃茄、辣椒）、柴魚粉

做法 |
1. 高麗菜葉葉剝下，將每片中間硬梗切下一段，洗淨菜葉。
2. 切下的梗切碎，加鹽靜置，待出水擠乾備用。
3. 起一鍋滾水，加鹽，高麗菜葉一片一片分別汆燙，瀝乾。
4. 用手把絞肉順同一方向攪打，直到出現毛邊。
5. 肉餡加入調味料及菜梗混合均勻。
6. 高麗菜葉鋪平砧板上，取一湯匙肉餡放梗那一端，左右兩邊菜葉折進來往前捲，收口處朝下，放盤中。
7. 取電鍋內鍋，放入高麗菜捲，外鍋 1 杯水，按下開關。
8. 待開關跳起，悶 10 分鐘。
9. 起一小鍋煮水，放鹽，柴魚粉，芹菜丁燙熟瀝乾，香菇切十字燙熟瀝乾。
10. 高麗菜肉捲取出切塊擺盤，放香菇、芹菜丁、水煮蛋。
11. 淋上柴魚湯，加小蕃茄、辣椒點綴。

02
蕎麥麵

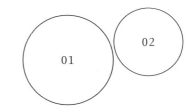

食材 |
蕎麥麵條、柴魚醬油、海帶芽、芹菜丁、蕃茄

做法 |
1. 起一鍋滾水，放海帶芽，至膨脹撈出。
2. 煮蕎麥麵，熟透撈出。
3. 蕎麥麵淋柴魚醬油，放上海帶芽、芹菜丁，蕃茄切片點綴即可。

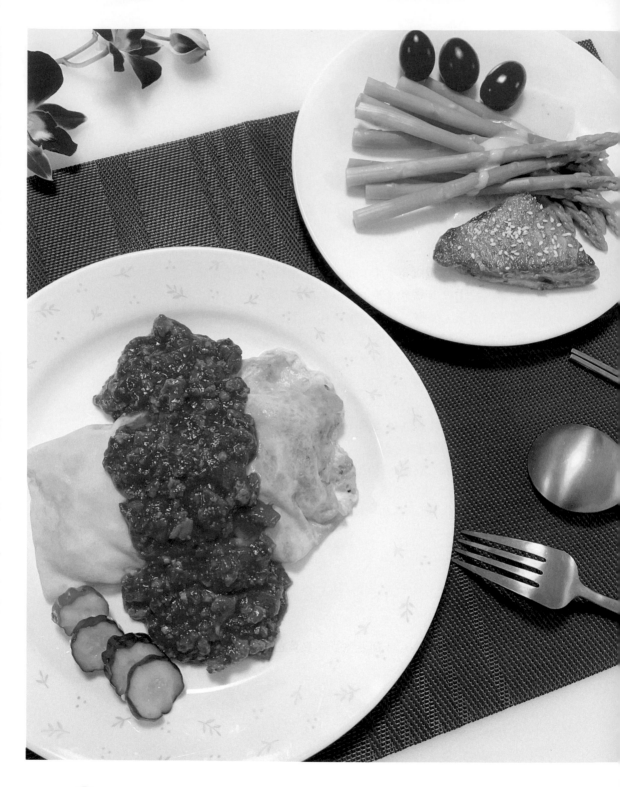

🍴(23)🍴 番茄肉醬蛋包飯 / 煎土魠魚

01

番茄肉醬蛋包飯

食材 |

豬絞肉、洋蔥、蒜末、蕃茄、番茄糊、蛋、義大利香料粉、鹽、糙米飯；配菜、鹽、油、沾醬、白芝麻、冰水（土魠魚、蘆筍、小黃瓜、小蕃茄）

做法 |

1.熱水加鹽，汆燙蘆筍，取出放冰水，瀝乾。

2.小黃瓜切片，加鹽醃 10 分鐘，待出水，擠乾。

3.洋蔥、蕃茄切丁備用。

4.熱鍋加油，中火炒洋蔥至軟，加入絞肉、蒜末，炒熟。

5.加入蕃茄丁、蕃茄糊、香料粉、鹽，至蕃茄燒軟，醬汁紅透。

6.熱鍋加油，煎蛋皮，糙米飯倒入蛋皮中心，包起翻面盛盤。

7.蛋包飯淋上蕃茄肉醬，小黃瓜點綴。

8.蘆筍擺盤，放土魠魚，淋醬、撒芝麻，小蕃茄點綴。

02

煎土魠魚

食材 |

土魠魚、鹽、胡椒粉

做法 |

1.土魠魚擦乾抹鹽及胡椒粉。

2.熱鍋倒油，放土魠魚，煎至兩面呈金黃色即可。

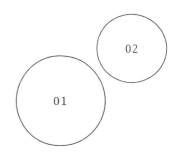

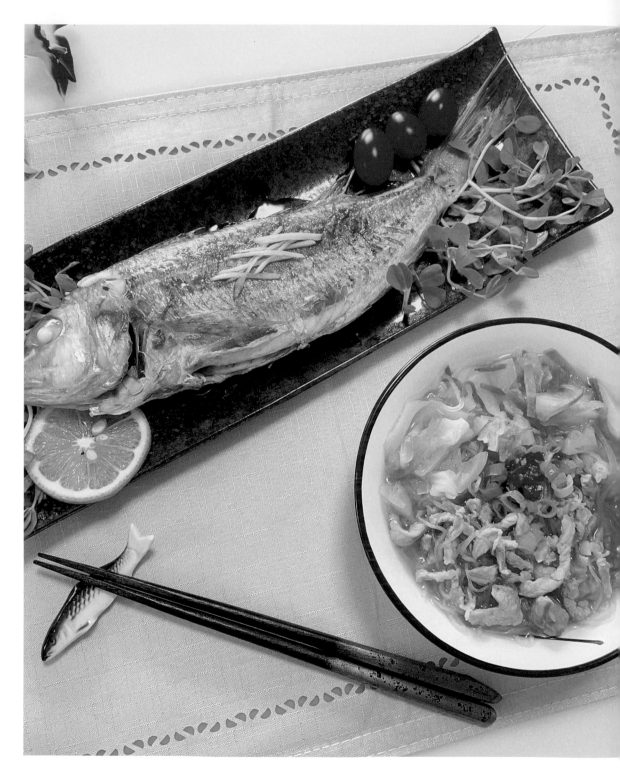

🍴 ㉔ 🍴 香煎金線鰱 / 肉絲冬粉

01

香煎金線鰱

食材 |
金線鰱、鹽、薑片、薑絲、小豆苗、小蕃茄、檸檬片

做法 |
1.金線鰱擦乾水份，抹鹽。
2.熱鍋倒油，放薑片煸香取出，放魚，煎至兩面呈金黃色。
3.金線鰱擺盤，放上薑絲、小豆苗、小蕃茄、檸檬片點綴。

02

肉絲冬粉

食材 |
冬粉、豬肉絲、高麗菜、紅蘿蔔、鹽、醬油、
米酒、太白粉、白胡椒粉、蔥花、辣椒

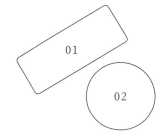

做法 |
1.冬粉泡水至軟。
2.肉絲加鹽、胡椒粉、米酒、太白粉醃 10 分鐘。
3.高麗菜、紅蘿蔔洗淨，切絲。
4.起鍋煮水滾，放肉絲，待熟撈起。
5.放高麗菜、紅蘿蔔絲，待熟取出。
6.放冬粉，加鹽、醬油、胡椒粉調味，煮到軟透，取出放碗中。
7.肉絲、高麗菜、紅蘿蔔放冬粉上。
8.淋上湯汁，放蔥花、辣椒點綴。

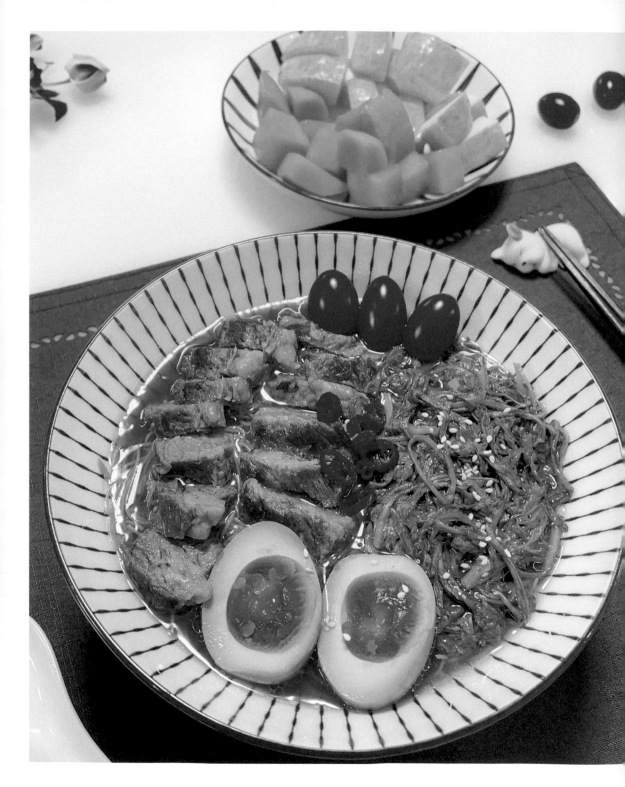

🍴25🍴 牛肉麵

牛肉麵

食材 |
牛肋條、溏心蛋、山茼蒿、細麵條、小番茄、調味料
（蔥、薑、蒜、醬油、米酒）、水、辣椒、白芝麻

做法 |
1.牛肉洗淨，冷水入鍋汆燙，撈出洗去雜質。
2.蔥切段，薑切片，蒜去皮。
3.快鍋放牛肉加調味料，加水，大火煮滾，轉小火煮 20 分，熄火。
4.山茼蒿洗淨，熱水加鹽汆燙，撈起瀝乾。
5.大鍋燒水煮麵，撈起放碗中，加入牛肉湯。
6.麵上擺牛肉、山茼蒿、溏心蛋
7.小番茄、辣椒點綴，撒白芝麻。

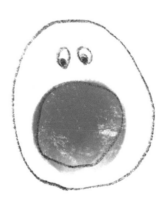

美味祕訣　牛肉麵適合用牛腱及牛肋條，牛腱口感紮實，牛肋條較軟嫩 Q 彈，可各取所需。

口味選搭　牛肉麵細麵可嘗試手工拉麵，較易沾附湯汁，粗麵大多偏好刀削，較有嚼勁。

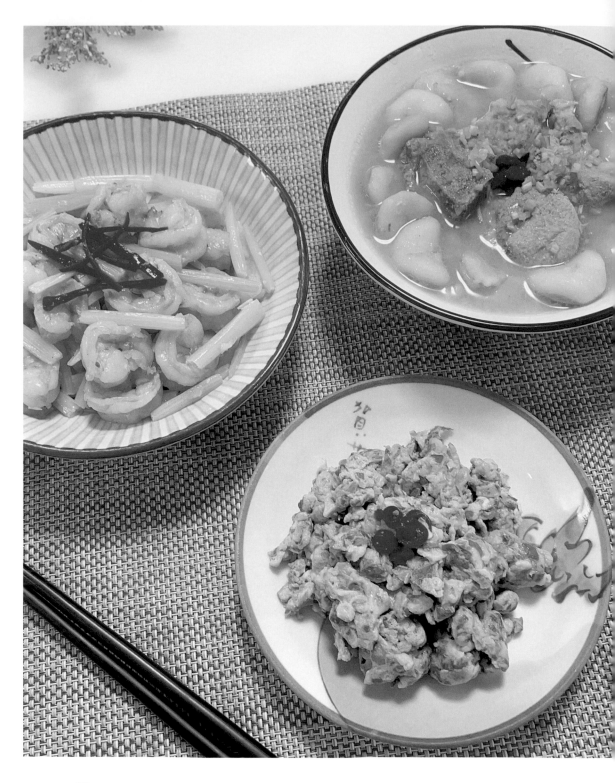

26 菱角排骨湯 / 蝦仁炒芹菜 / 蔥花蛋

01

菱角排骨湯

食材 |
菱角、排骨、調味料（鹽、胡椒粉、
米酒）、水、芹菜末、枸杞

做法 |
1. 排骨洗淨，冷水汆燙，取出備用。
2. 快鍋放排骨、菱角、調味料、水，大火燒滾，轉小火煮 20 分鐘熄火。
3. 倒碗中，加芹菜末、枸杞點綴。

02

蝦仁炒芹菜

食材 |
蝦仁、芹菜、紅辣椒絲、薑片、蒜末、調味料（鹽、米酒、胡椒粉）

做法 |
1. 蝦仁挑除腸泥洗淨，用鹽、薑片、米酒醃 10 分鐘。
2. 芹菜洗淨切段。
3. 熱鍋倒油，蒜末爆香，放蝦仁翻炒，放芹菜，加調味料拌勻。
4. 盛盤，放上紅辣椒絲。

03

蔥花蛋

食材 |
青蔥、蛋、鹽

做法 |
1. 蛋打入碗裡，加鹽打散。
2. 青蔥洗淨，切成蔥花。
3. 蔥花加入蛋液，攪拌均勻。
4. 熱鍋放油，倒入蛋液，快速炒熟。
5. 盛盤，放紅辣椒點綴。

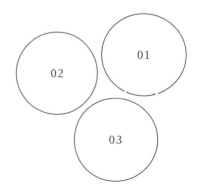

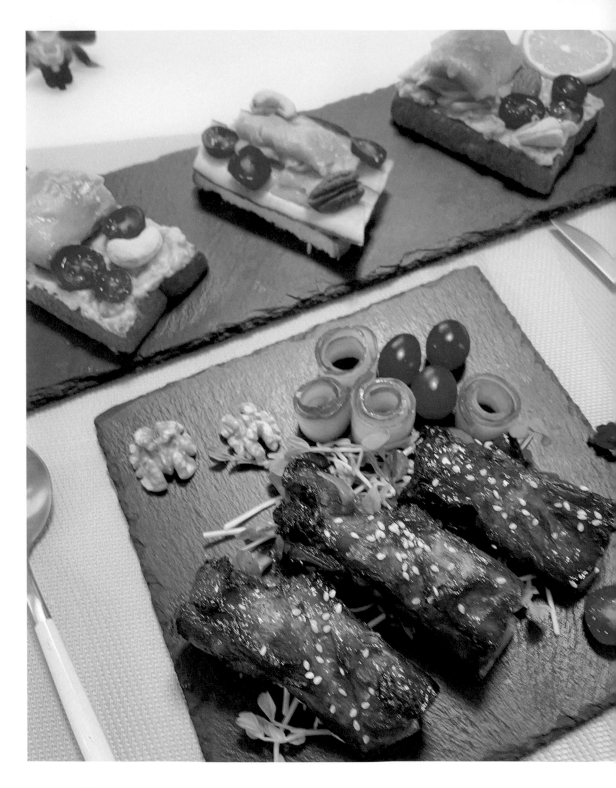

🍴27🍴 烤肋排 / 燻鮭魚吐司

01

烤肋排

食材 │

豬肋排、醃醬（醬油、米酒、蒜泥、蕃茄醬）、蜂蜜、
配料（小豆苗、小黃瓜、小蕃茄、堅果）、白芝麻

做法 │

1. 豬肋排放醃料，混合均勻，醃 3 小時。
2. 豬肋排包上鋁箔紙，放氣炸鍋烤盤，設定 180 度 15 分鐘。
3. 取出打開鋁箔，刷蜂蜜，噴油，180 度續烤 5 分鐘。
4. 擺盤撒上白芝麻，配料點綴即可。

02

燻鮭魚吐司

食材 │

吐司、燻鮭魚、酪梨醬、小蕃茄、堅果、酪梨醬調味料
（檸檬汁、胡椒粉、鹽、橄欖油）

做法 │

1. 酪梨切成兩半去籽，挖出果肉，搗碎成泥狀。
2. 酪梨泥加調味料，混合均勻，塗在吐司上。
3. 酪梨醬吐司放燻鮭魚、小番茄、堅果。

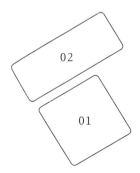

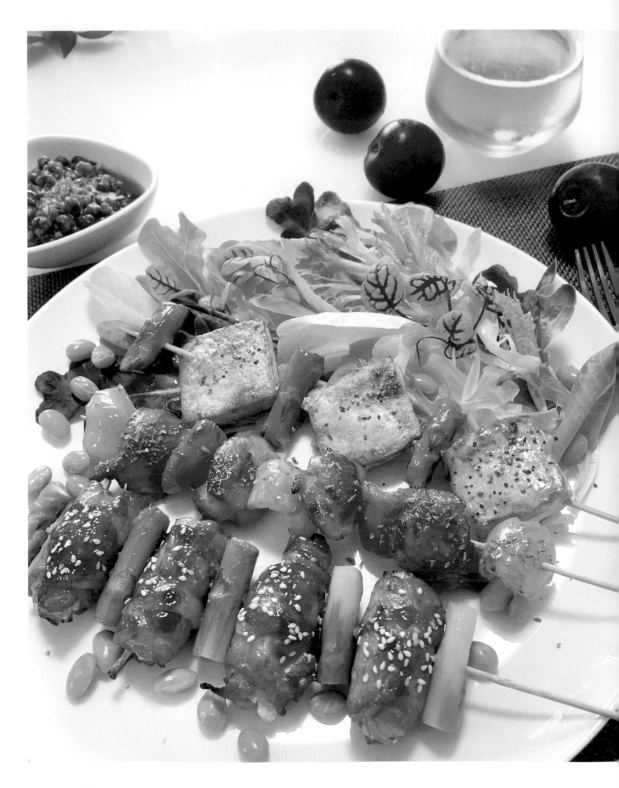

🍴(28)🍴 串燒蘆筍豬肉捲 / 串燒彩椒雞肉

01
串燒蘆筍豬肉捲

食材 |
蘆筍、五花豬肉片、蔥段、烤肉醬、竹籤、白芝麻

做法 |
1. 蘆筍去硬皮切段。
2. 豬肉片刷烤肉醬。
3. 青蔥切段。
4. 豬肉片一端放蔥段捲起。
5. 竹籤輪流插入蘆筍、肉捲成串。
6. 熱平底鍋，倒油，肉串放入，塗上烤肉醬，兩面煎熟。
7. 取出撒白芝麻。

02
串燒彩椒雞肉

食材 |
彩椒、雞胸肉、烤肉醬、竹籤、白芝麻

做法 |
1. 雞胸肉塊用烤肉醬醃 10 分鐘。
2. 彩椒切塊。
3. 竹籤輪流插入彩椒、雞肉成串。
4. 熱平底鍋，倒油，肉串放入，塗上烤肉醬，兩面煎熟。
5. 取出撒香料粉即可。

口味選搭 烤肉串可搭配生菜共食。

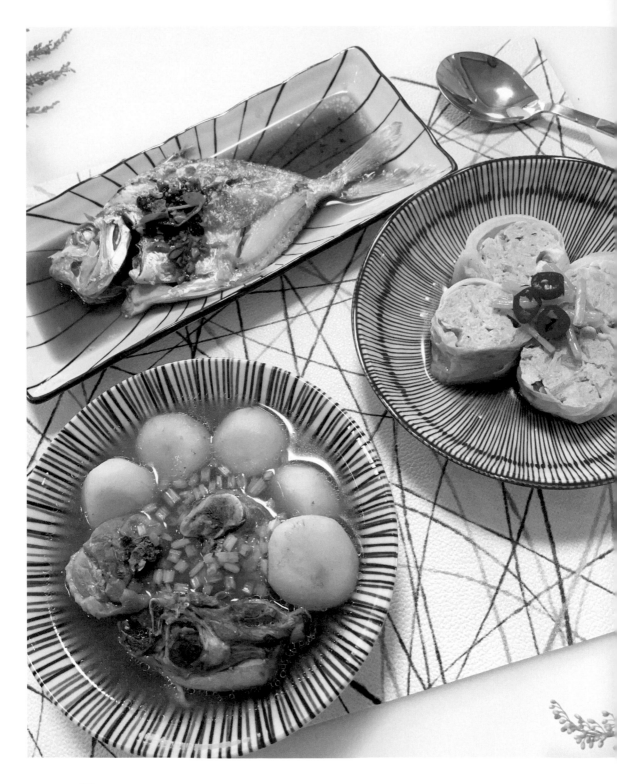

荸薺燉雞 / 蒜蓉蒸三角仔魚

01

荸薺燉雞

食材｜
雞腿塊、荸薺、調味料（鹽、白胡椒、米酒）、芹菜丁

做法｜
1.燒一鍋滾水，加鹽氽燙雞肉，取出洗淨雜質。
2.電鍋內鍋放雞肉、荸薺、調味料，電鍋外鍋倒 1 杯水，按下開關。
3.開關跳起，撒芹菜丁。

02

蒜蓉蒸三角仔魚

食材｜
三角仔魚、調味料（蒜末、醬油、豆豉、米酒）、香菜

做法｜
1.三角仔擦乾放盤中，放調味料。
2.入電鍋，外鍋放 1 杯水，按下開關。
3.待開關跳起，取出放上香菜即可。

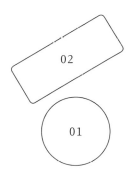

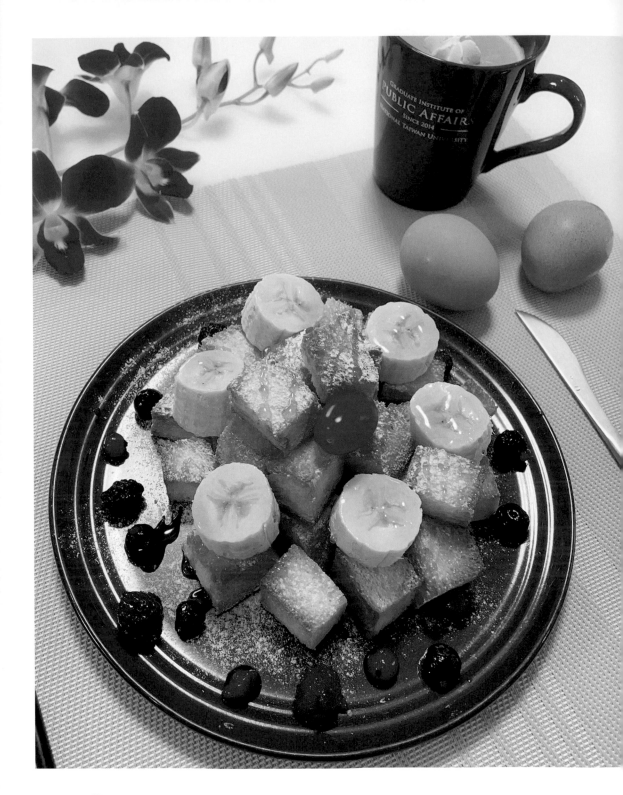

🍴 30 🍴 水果金磚吐司

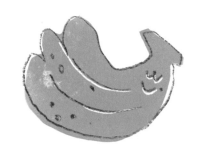

水果金磚吐司

食材 |

吐司、香蕉、莓果、油、蜂蜜、糖粉、蛋

做法 |

1. 香蕉切塊備用。
2. 厚片吐司去邊，切塊。
3. 吐司均勻噴油。
4. 烤箱預熱 10 分鐘，180 度烤 10 分鐘，至吐司每面都呈金黃色。
5. 吐司取出擺盤，放上香蕉。
6. 糖粉用濾網篩撒於吐司上。
7. 淋蜂蜜。
8. 莓果點綴。

從餐盤照到重訓寫眞

　　加入健身房的首要目的是健康減脂減重，深信有專業營養師的建議，必定能事半功倍，因此，我非常認眞地與營養師配合，每天拍照上傳我的食物內容。

　　在拍了四、五個月的餐盤照之後，由於瘦身效果顯著，見到我的朋友訝異於我的改變，紛紛問我都吃了些什麼。於是，我開始將餐盤照分享給朋友，後來索性放到臉書和 IG，請有興趣的朋友自行觀看。儘管這些只是我自己烹飪的家常菜，但我確實如此，不到五個月無痛減重，輕鬆瘦了十公斤、體脂肪也減少了一半，整個人小了一圈，肌肉線條變得更加明顯。朋友鼓勵我分享更多，心想我的故事能稍微幫助與啟發其他人，這個分享就值得。於是，2023 年初，決定出書，這也是六十歲給自己的一份禮物，算是人生的里程碑。最初只有先生、營養師和教練知道我的出書夢想，他們或許以爲我只是說說而已。

　　還記得 2022 年 8 月拍攝第一次拍餐盤照的時候，當初並沒有照明或擺盤，只是忠實的呈現食物本身。後來，爲了拍出更美觀的照片，多試了幾個角度，發現餐桌有一個特定的位置，陰影和反光拍起來不那麼明顯，我的手機很容易就拍出出色的照片，所以每天餐盤都放在同一個位置，也站在相同的地方拍我的餐盤。三分鐘搞定，就是不麻煩，才能持之以恆。

　　本來就喜歡爲每一餐帶來一點儀式感，所以家裡餐具碗盤挺多，即使一個人吃飯，也要擺得美美的。我相信用心吃飯，好心情吃下的食物，才容易被吸收轉化成養分。自從開始拍餐盤照以來，家中餐具輪番上陣，每餐都有不同的風景，看著累積近四百張的餐盤照片和發佈的文章，也成爲美好的記錄和回憶。

　　幾十年來，家中用餐形式都是共享的，每道菜放在一個大盤子裡，各人自行取用，但爲了營養諮詢的餐盤照，我必須拍自己的食物，所以我的餐盤照大多是單人份量。每餐都吃得夠好夠飽，從備菜、煮食、擺盤、拍照到用餐，都是一個開心享受的過程，而且因爲大部份都是原型食物，煮起來簡單又輕鬆，一點都不累！

　　最初是想出一本類似食譜的書，但我的家常菜都是憑感覺、隨心情煮出來的，而且畢竟不是廚師，擔心這樣的分享不夠專業豐富，重訓寫真的念頭於是誕生。決定將減脂餐盤和健身寫真相結合，傳達我就是靠著重訓配合健康飲食，成功減重。

　　六十歲的身體要拍重訓照，無疑是巨大的挑戰。畢竟，穿衣服可以遮掩瑕疵，拍照確是原形畢露。然而既然決定，我給自己半年的時間，全力以赴。

　　為了拍出好看的重訓照片，營養師幫我體脂肪目標設定在 12.5%。拍照的前一個月，減少碳水化合物的攝取量，並在拍照的前四天控制水分攝取量，讓肌肉線條更漂亮。教練也幫我設計訓練目標，包括寬肩、突顯手臂和背部肌肉、提升臀部、縮小大腿內側，以最短的時間雕塑出理想的身材。設定拍照日期和目標，我給自己莫大的壓力，但幸運的是，營養師和教練為我提供了正確的指導，事半功倍，進步神速。半年來，我每天堅定地執行飲食計畫、規律運動一小時，一路持續到拍照的前五天，在完全沒有停滯期的情況下，我的體脂肪率來到 11.3%，肩和手臂線條變得更加明顯，背部肌肉突顯，臀也翹了，腰更細了，呈現前所未有的健美體態。

　　從餐盤照到重訓照的完成，我由一個缺乏自信的胖胖泡芙人，轉變成了穿著 XS 號衣服的熟女。我熱愛那個認真又有自信、閃閃發亮的自己。嶄新的人生由此啟航！

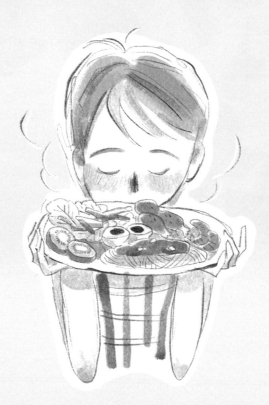

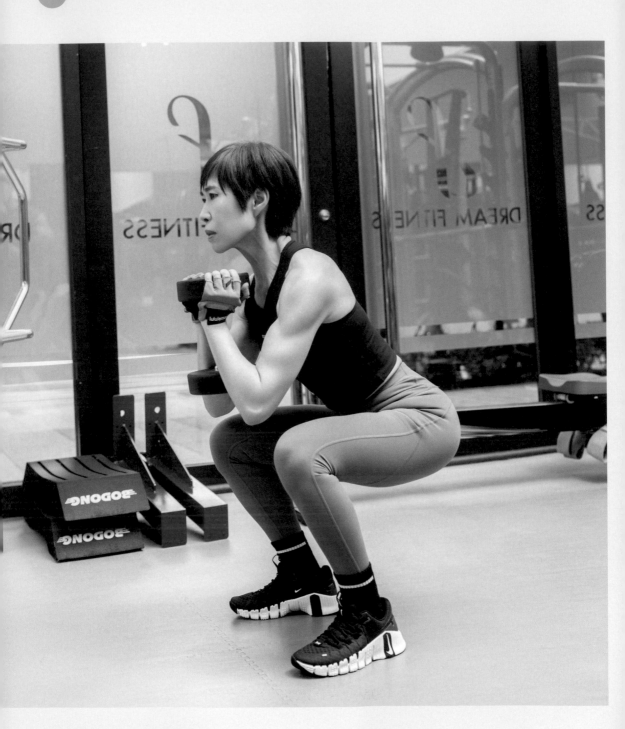

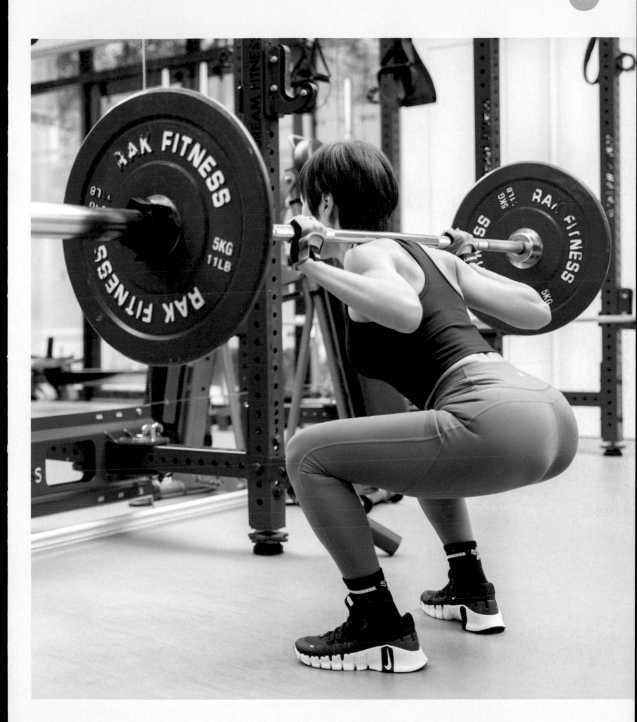

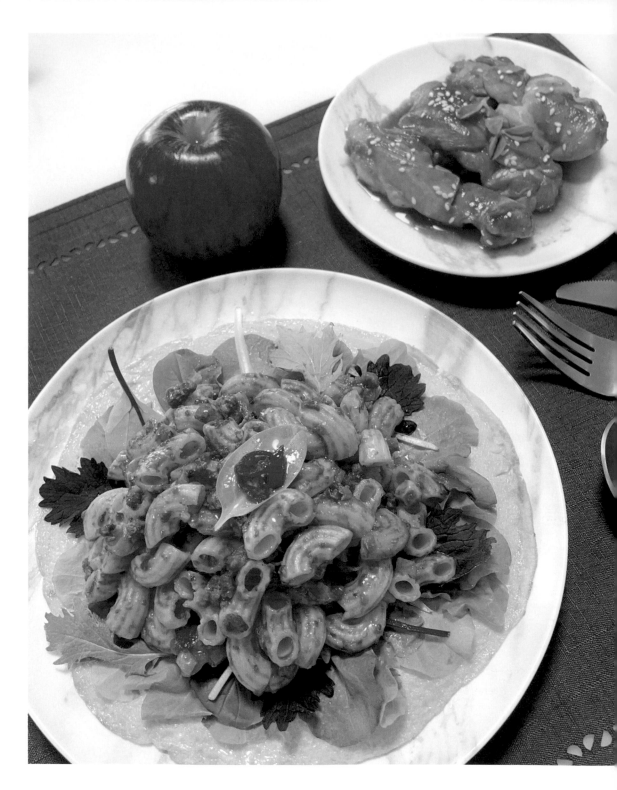

🍴31🍴 義式通心粉 / 照燒去骨雞腿排

01

義式通心粉

食材 |
通心粉、豬絞肉、洋蔥、蒜末、番茄糊、義大利香料粉、
鹽、生菜、蛋、辣椒

做法 |
1. 蛋打散。
2. 熱鍋倒油，蛋液倒入，煎成蛋皮備用。
3. 生菜洗淨備用。
4. 起一鍋水燒滾，加鹽，煮義大利通心粉，熟透撈起，瀝乾備用。
5. 熱鍋加油，中火炒洋蔥至軟，加入絞肉、蒜末，炒熟。
6. 加入蕃茄糊、香料粉、鹽翻炒。
7. 加入通心粉拌勻。
8. 蛋皮放盤中，上放生菜，放通心粉。
9. 辣椒點綴即完成。

02

照燒去骨雞腿排

食材 |
雞腿排、調味醬料（醬油、味霖、清酒、糖）、油、芝麻

做法 |
1. 調味醬料攪拌均勻備用。
2. 熱鍋倒油，放雞腿煎至兩面呈金黃色。
3. 倒入調味醬汁，小火煮至醬汁變濃稠。
4. 擺盤撒上白芝麻。

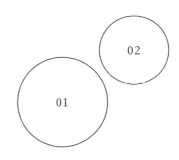

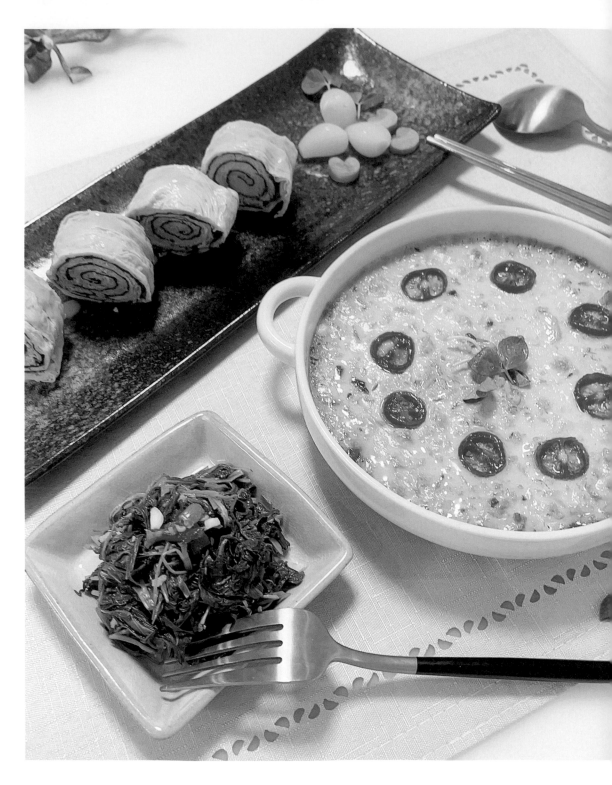

🍴 32 豆腐皮海苔肉捲 / 肉末蒸蛋

01
豆腐皮海苔肉捲

食材｜
絞肉、生豆皮、海苔、醃料（醬油、米酒、薑泥）、
醃蕗蕎、紅蘿蔔、小豆苗

做法｜
1. 絞肉加入醃料攪拌均勻，醃 10 分鐘。
2. 豆腐皮翻開攤平，海苔平鋪其上，塗一層肉泥在海苔上，腐皮往一側捲起成
   圓柱狀。
3. 放盤中，置電鍋，外鍋 1 杯水，按下開關。
4. 開關跳起，取出切塊擺盤，放上蕗蕎、紅蘿蔔、小豆苗點綴。

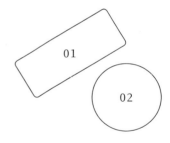

02
肉末蒸蛋

食材｜
絞肉、蛋、調味料（豆豉末、蒜泥、白胡椒粉、米酒、鹽、醬油）、
水、小番茄

做法｜
1. 小蕃茄切片備用。
2. 絞肉加入調味料拌勻。
3. 蛋打散，加入 2 倍蛋液量的水混合均勻。
4. 蛋液加入絞肉和勻，倒入蒸碗，放小蕃茄片。
5. 放入電鍋，外鍋加 1 杯水，按下開關，待開關跳起即可。

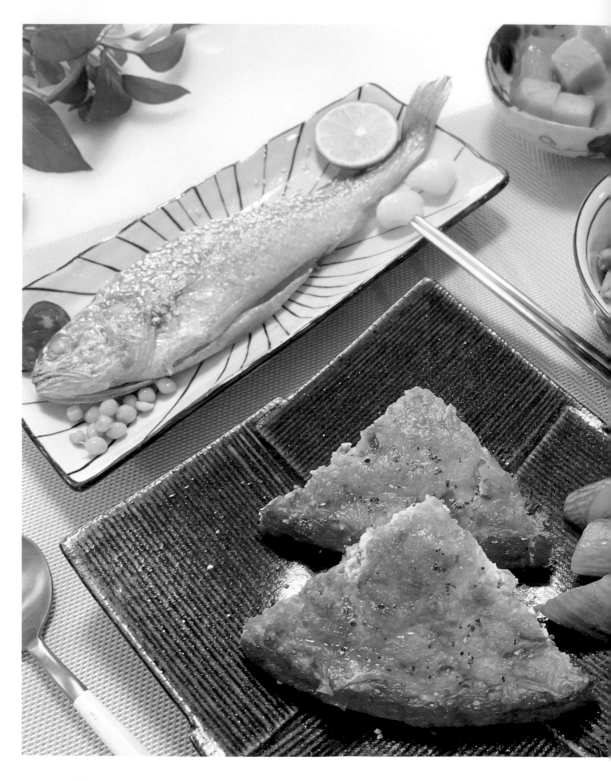

🍴(33)🍴 焗烤起司番茄蛋 / 香煎黃魚

01

焗烤起司番茄蛋

食材｜

蛋、番茄、起司、鹽、胡椒粉、小黃瓜

做法｜

1. 蕃茄切丁備用。
2. 蛋打散,加鹽、胡椒粉、蕃茄丁、起司攪打均勻。
3. 熱鍋倒油,倒入混合蛋液,煎至兩面呈金黃色。
4. 取出切塊擺盤,放小黃瓜點綴。

02

香煎黃魚

食材｜

黃魚、薑片、鹽、胡椒粉、油、白芝麻、檸檬片、小蕃茄、熟豌豆、蘿蕎

做法｜

1. 魚身擦乾,抹鹽。
2. 熱鍋倒油,薑片焗香取出,放魚,煎至兩面呈金黃色。
3. 黃魚擺盤,放檸檬片、小蕃茄、熟豌豆、蘿蕎點綴。

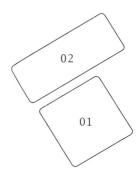

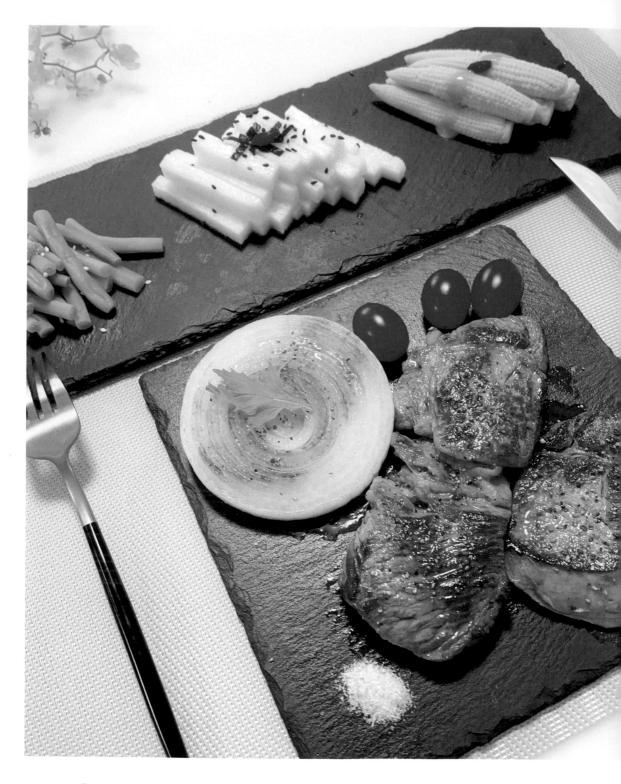

🍴 34 🍴 香煎菲力牛排 / 涼拌山藥 / 燙四季豆 / 燙玉米筍

01

香煎菲力牛排

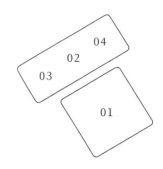

食材 |

菲力牛排、奶油、玫瑰鹽、洋蔥、小蕃茄、
配菜（山藥、玉米筍、四季豆）

做法 |

1. 洋蔥切厚片備用。
2. 熱鍋加油，放入牛排，計時 50 秒翻面，煎 50 秒再翻面，加點奶油，煎 30
   秒翻面再煎 30 秒，關火。夾出牛排，放網架靜置 5 分鐘。
3. 用鍋中油續煎洋蔥，兩面呈金黃色。
4. 牛排擺盤，放玫瑰鹽，撒黑胡椒粒，放上洋蔥、小蕃茄點綴。

02

涼拌山藥

食材 |

日本山藥、黑芝麻、
附味海苔絲

做法 |

1. 山藥去皮，切成條
   狀。
2. 擺盤，撒黑芝麻、
   海苔絲，枸杞點
   綴。

03

燙四季豆

食材 |

四季豆、鹽、洋蔥味噌醬、
白芝麻、枸杞、冰水

做法 |

1. 四季豆洗淨，去硬絲，切
   段。
2. 起一鍋水煮沸，加鹽，放
   入四季豆氽燙。
3. 取出放冰水，瀝乾。
4. 四季豆擺盤，淋醬，放枸
   杞點綴。

04

燙玉米筍

食材 |

玉米筍、鹽、芝麻醬、
枸杞

做法 |

1. 起一鍋水煮沸，加
   鹽，放入玉米筍氽
   燙。
2. 撈出，瀝乾。
3. 玉米筍擺盤，淋芝麻
   醬，放枸杞點綴。

美味祕訣 日本山藥口感較綿密黏滑，適合生吃；台灣山藥較有嚼勁，適合入湯煮熟食用。

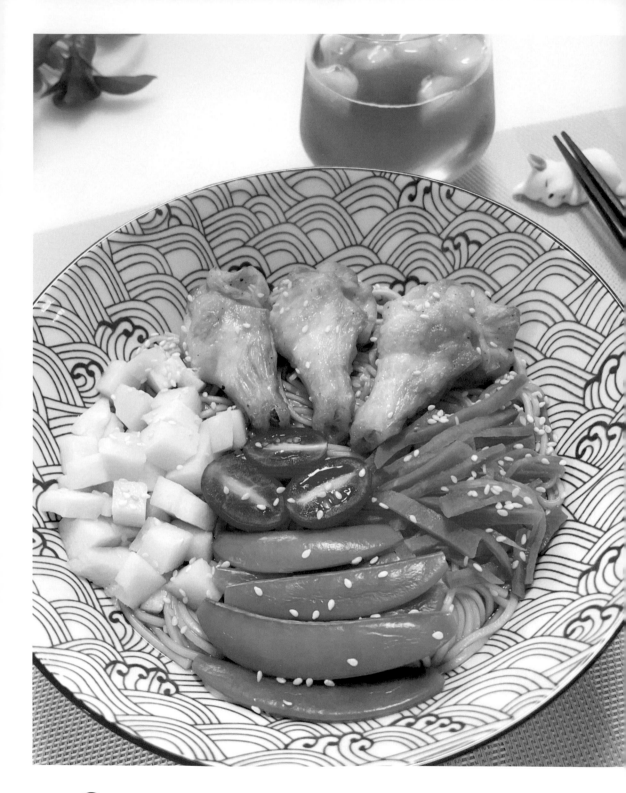

🍴(35)🍴 雞小腿青蔬拉麵

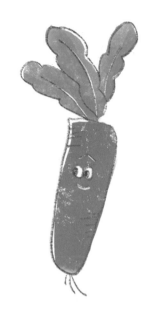

雞小腿青蔬拉麵

食材｜
雞小腿、紅蘿蔔、竹筍、甜豆、小蕃茄、拉麵、
柴魚醬油、米酒、鹽、胡椒粉

做法｜
1. 竹筍洗淨，去殼切丁。
2. 甜豆洗淨，去硬絲。
3. 紅蘿蔔洗淨，切成條狀。
4. 煮一鍋滾水，加鹽，分別汆燙甜豆、紅蘿蔔、竹筍，取出瀝乾。
5. 熱鍋，倒入柴魚醬油、味霖、胡椒粉，放小雞腿煮熟，取出。
6. 將汆燙蔬菜的水，加入柴魚醬油鍋，煮滾成湯。
7. 另起一鍋滾水，放拉麵煮熟取出放碗中。
8. 麵上放雞腿、竹筍丁、紅蘿蔔、甜豆，倒入柴魚湯汁。
9. 撒白芝麻、放上小蕃茄點綴。

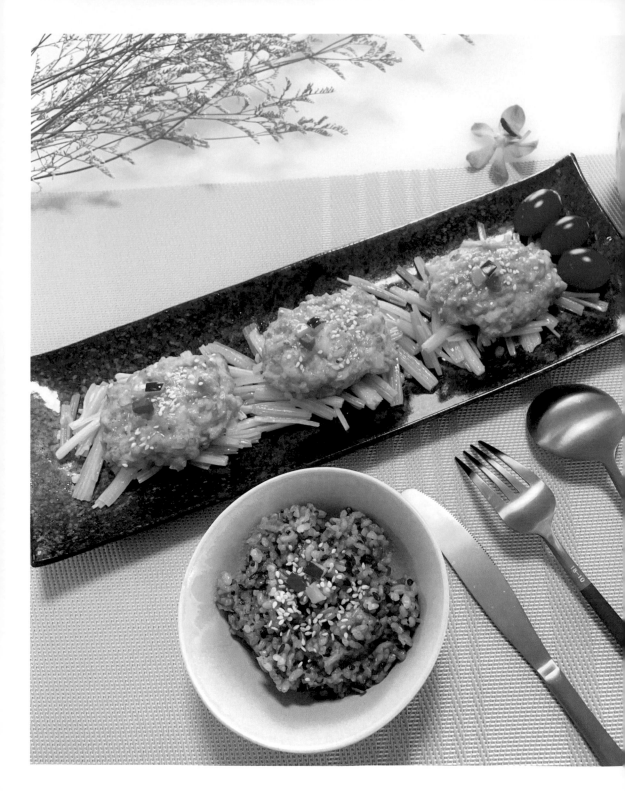

手工蝦餅

手工蝦餅

食材 |
蝦仁、絞肉、荸薺、芹菜、彩椒丁、小蕃茄、調味料
（鹽、薑末、蒜末、米酒、白胡椒粉、太白粉）、麵粉

做法 |
1.芹菜洗淨，切成段。
2.起一鍋滾水，加鹽，放芹菜燙熟，撈出瀝乾。
3.荸薺剁碎成小丁。
4.蝦仁去除腸泥，剁細。
5.絞肉加入蝦泥，順同方向攪拌至起毛邊。
6.加入荸薺丁。
7.加入調味料混合均勻。
8.捏成餅狀，兩面撒麵粉。
9.熱鍋放油，放蝦餅，煎至兩面呈金黃色。
10.芹菜擺盤，上面放蝦餅，彩椒丁、小蕃茄點綴。

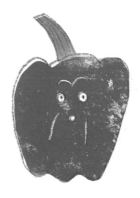

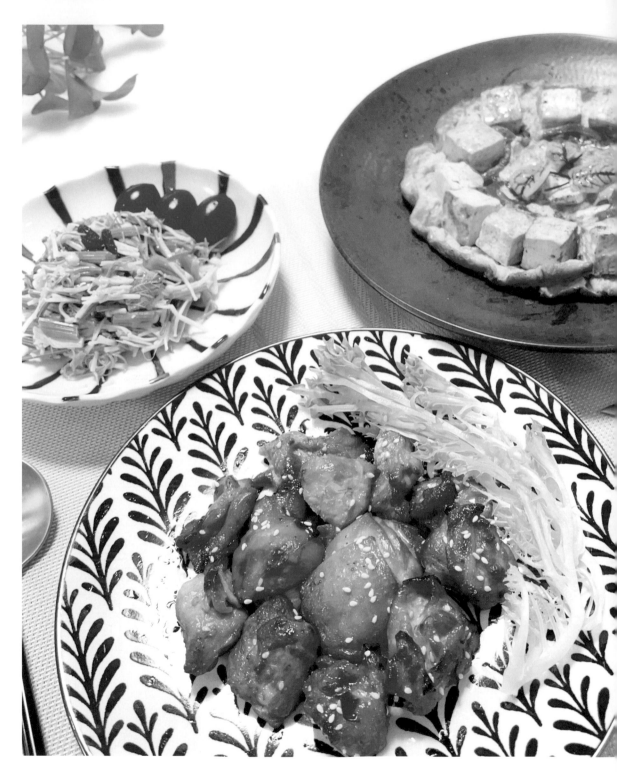

🍴37🍴 檸香雞塊 / 豆腐煎蛋 / 龍鬚菜炒金針菇

01

檸香雞塊

食材 |
雞肉切塊、調味醬（番茄醬、醬油、
米酒、糖）、白芝麻

做法 |
1. 檸檬榨汁備用。
2. 雞肉塊加入調味醬及檸檬汁醃 3
  小時。
3. 放氣炸鍋，設定180度12分鐘。
4. 取出擺盤，撒白芝麻，放生菜點
  綴即可。

02

豆腐煎蛋

食材 |
豆腐、蛋、蕃茄、鹽、味霖、胡椒粉、
油、水耕紅酸模

做法 |
1. 豆腐切塊。
2. 蕃茄切細。
3. 蛋加鹽、味霖打散。
4. 熱鍋倒油，放入豆腐煎呈金黃色，取出。
5. 倒入蛋液，趁蛋未熟，排入豆腐及蕃茄。
6. 待蛋熟，滑入盤中，撒胡椒粉，放幾片水耕
  紅酸模點綴。

03

龍鬚菜炒金針菇

食材 |
龍鬚菜、金針菇、蒜末、鹽、油

做法 |
1. 龍鬚菜洗淨，去除老莖，切段。
2. 金針菇切除帶土根部，根根撥
  開，切小段。
3. 熱鍋倒油，下蒜末爆香，放龍鬚
  菜加鹽拌炒。
4. 放金針菇翻炒均勻。
5. 盛盤，放枸杞、小蕃茄點綴。

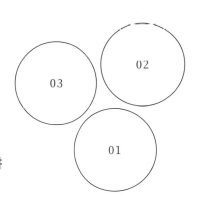

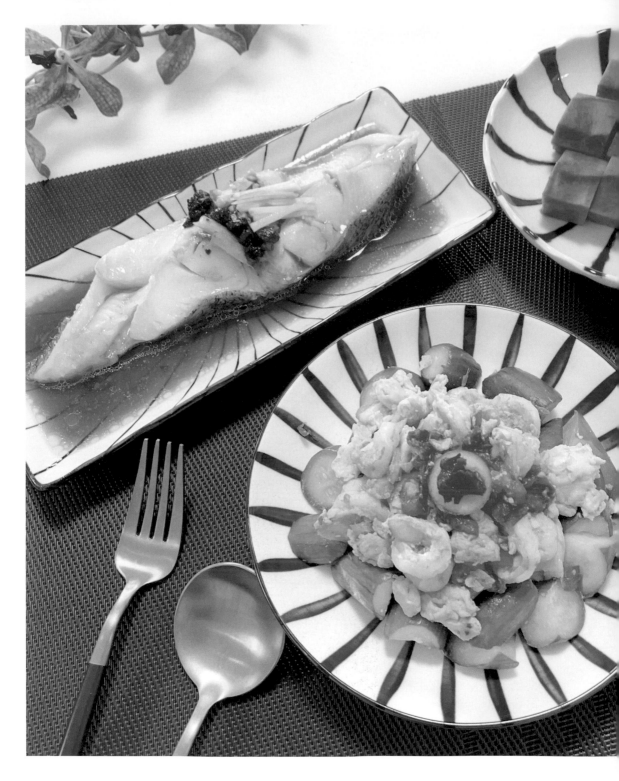

🍴 38 🍴 清蒸比目魚 / 小黃瓜炒蝦仁蛋

01

清蒸比目魚

食材 |

比目魚、薑絲、醬油、米酒、豆豉

做法 |

1. 比目魚放盤中，上面放薑絲、豆豉，淋醬油、米酒。
2. 放入電鍋，外鍋 1 杯水，按下開關，開關跳起即可。

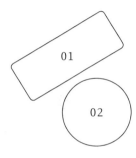

01

02

02

小黃瓜炒蝦仁蛋

食材 |

小黃瓜、蝦仁、蛋、蕃茄、鹽、蒜末、胡椒粉

做法 |

1. 小黃瓜洗淨擦乾，切滾刀塊，加鹽醃 10 分鐘，待出水擠乾備用。
2. 蝦仁挑除腸泥，擦乾，用蛋白、鹽、米酒拌勻。
3. 蛋加鹽打散。
4. 蕃茄切小丁。
5. 熱鍋加油，放蒜末爆香，放蝦仁拌炒，取出。
6. 炒小黃瓜，待熟取出。
7. 放蕃茄拌炒，倒入蛋液拌炒，加入蝦仁拌炒。
8. 取出擺盤，放上小黃瓜點綴即可。

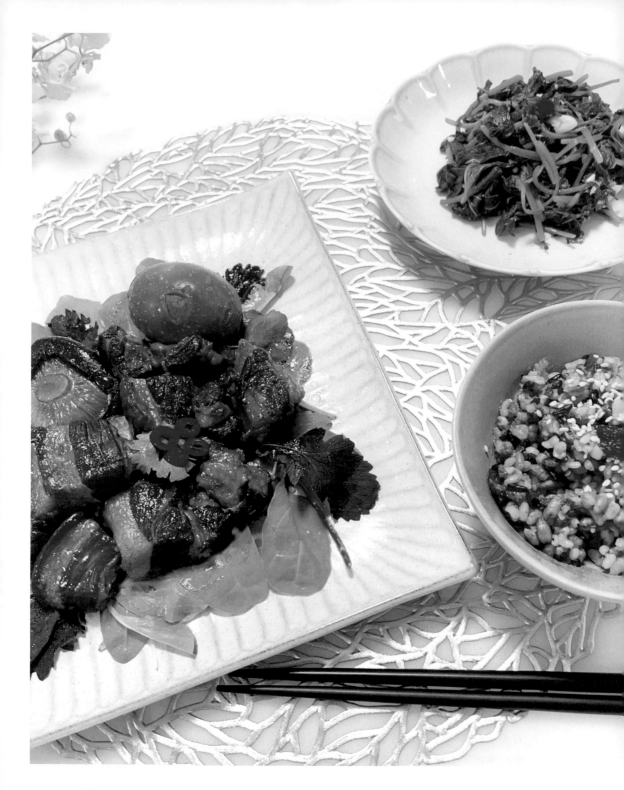

🍽39🍽 滷肉 / 炒地瓜葉

01

滷肉

食材｜
五花肉、香菇、蛋、調味料（醬油、冰糖、蔥、薑片、蒜、米酒）、
水、生菜、香菜、辣椒

做法｜
1.蛋放電鍋煮熟成水煮蛋。
2.香菇泡軟。
3.五花肉切塊。
4.起鍋放五花肉冷水汆燙，撈出洗淨浮沫。
5.滷味袋放入蔥段、薑片、蒜。
6.快鍋放入五花肉、滷味袋，加醬油、冰糖、水、米酒，大火煮滾，小火煮 15
　分鐘。
7.待壓力閥降下，開鍋放入水煮蛋、香菇，續煮 10 分鐘。
8.擺盤鋪生菜，放上滷肉、滷蛋、香菇，香菜、辣椒點綴。

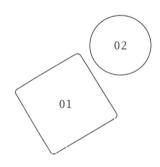

02

炒地瓜葉

食材｜
地瓜葉、蒜末、鹽、干貝醬、辣椒

做法｜
1.地瓜葉洗淨，摘除老梗。
2.熱鍋加油，蒜末爆香，加干貝醬，地瓜葉放入翻炒，待熟熄火。
盛盤放干貝辣椒點綴。

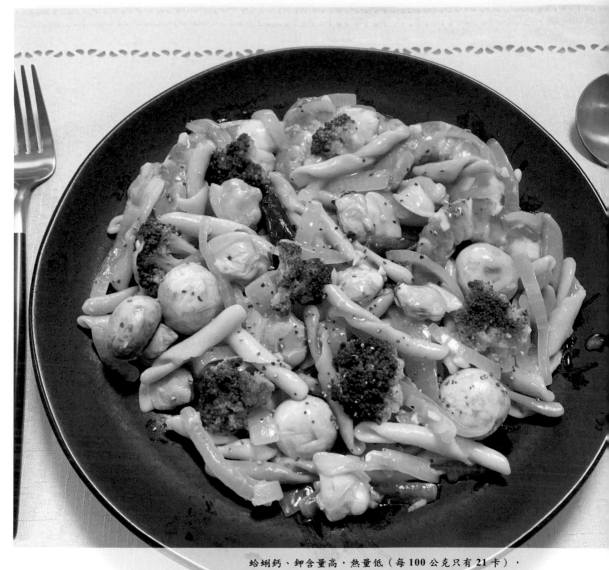

蛤蜊鈣、鉀含量高，熱量低（每 100 公克只有 21 卡），
吃起來有飽足感，對於想控制卡路里攝取量的族群是不錯的選擇。

🍴(40)🍴 **蛤蜊蘑菇義大利捲麵**

蛤蜊蘑菇義大利捲麵

食材 │
義大利捲麵、蛤蜊、蘑菇、洋蔥、花椰菜、蝦仁、
鹽、橄欖油、胡椒粉、米酒、蒜末、薑片

做法 │
1.吐完沙的蛤蜊放電鍋內鍋，加薑片、米酒，外鍋倒 1 杯水，按下電鍋開關。
2.開關跳起後，取出蛤蜊，去殼留肉。
3.起鍋煮水滾後，將洗淨的切小的花椰菜、蘑菇、蝦仁分別燙熟瀝乾。
4.鍋中放水沸騰後，加鹽，煮義大利捲麵至熟透，撈出瀝乾。
5.熱鍋倒油，切絲洋蔥炒軟，加入蒜末，加入蒸蛤蜊湯汁，待湯汁略收乾，放麵、
　加入所有食材，加鹽、胡椒粉拌勻。

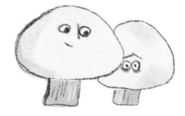

我的減脂增肌生活日常

我一直努力追求健康的生活方式，這些習慣幫助我保持健康體態，充滿活力，並且在減脂增肌獲得不錯的成效。我的生活日常，提供給想減脂增肌的朋友作為參考，希望有所幫助。

1. 水份充足

我每天盡量喝足 2000~2500cc 的水，並且慢慢飲用，讓身體充分吸收。充足的水分有助於改善血液循環，增進腸胃蠕動，使排便順暢，膚質因此變得飽滿有光澤。

2. 睡眠充足

睡眠是身體恢復和充電的時間。我每天晚上 10 點上床休息，早上 5 點起床，通常睡足 7、8 小時。早睡早起，讓我心情愉快，有時間吃一頓營養豐富的早餐，一整天都頭腦清晰和充滿活力。

3. 三餐定時

定時進食對代謝的穩定非常重要。我盡量每天 5 點半吃早餐、12 點吃午餐、6 點吃晚餐。如果沒有聚餐外食的計畫，我會選擇在家用餐。定時用餐讓我的身體知道何時進食，不會擔心挨餓而堆儲存多餘的脂肪，對減脂非常有幫助。

4. 食物份量充足

　　吃飽對減脂和增肌同樣重要。一定要吃飽！吃飽才會瘦。吃不對、吃少反而不會瘦。用心備餐，細嚼慢嚥，並感恩食物，使身體處於正向循環中，不知不覺體脂體重就會下降。

5. 吃原型食物

　　我喜歡保持食物的原始狀態。魚是整隻魚，肉就是整塊肉，主食多選擇糙米飯。盡量減少魚丸、熱狗等加工食品。這樣的飲食方式更健康，能攝取更完整的營養。

6. 調味簡單

　　我的調味方式非常簡單。以橄欖油為主，加入海鹽、胡椒粉、醬油、並使用蔥、薑、大蒜來提味。這樣能更好地享受食材本身的味道。我經常使用蒸、煮、涮、燙的烹飪方式，偶爾煎、烤，少油炸或勾芡，這樣能減少不必要的熱量攝取。

7. 吃大量青菜

　　蔬菜是健康飲食非常重要的部分。以前，自以為有吃蔬菜，但沒有經過計量，其實都吃得不夠。現在，我每天都確保攝取足夠的蔬菜，至少 2 碗的量。這個習慣讓我擺脫多年便秘的困擾。

8. 充分蛋白質

蛋白質對增肌非常重要，尤其在運動量大的情況下。我習慣在運動後補充蛋白質，包括水煮蛋、鮮奶、優格，並搭配地瓜、香蕉。選擇正確的食物和攝取的時間，能事半功倍地幫助肌肉生長。

9. 規律運動

運動式保持健康體態的關鍵。

我的運動菜單：
- 重訓課 1 週 2 堂，1 堂 1 小時
- 清晨慢跑，1 週 5 天，1 天 5000 公尺
- 啞鈴自我訓練 1 週 5 天，1 天約半至 1 小時；
- 晚餐後散步，每天 1 小時。

這些運動讓我肌肉更強壯，肌耐力提高，更讓我保持精力充沛。

10. 選擇優質零食

最後，優質零食是我日常生活的一部分。家裡總是備有堅果、溏心蛋、優格、蒸地瓜、毛豆莢、玉米、鮮奶、麥片、小番茄和 90% 黑巧克力等健康點心。這些食物讓我有飽足感，同時對身體不會造成負擔。

　　總之，我的減脂增肌生活方式，是基於一系列健康的習慣，充足的水分、足夠的睡眠，定時的三餐，充足的食物，原型食物，簡單的調味，大量的青菜，足夠的蛋白質，規律的運動和健康的零食選擇。希望這些能啟發你，一起為更健康的自己而努力。

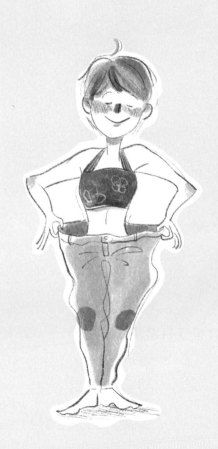

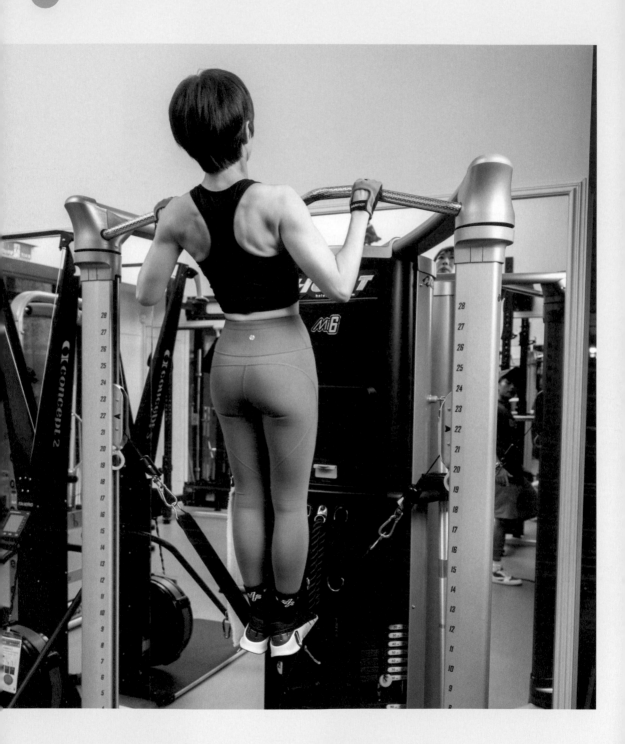

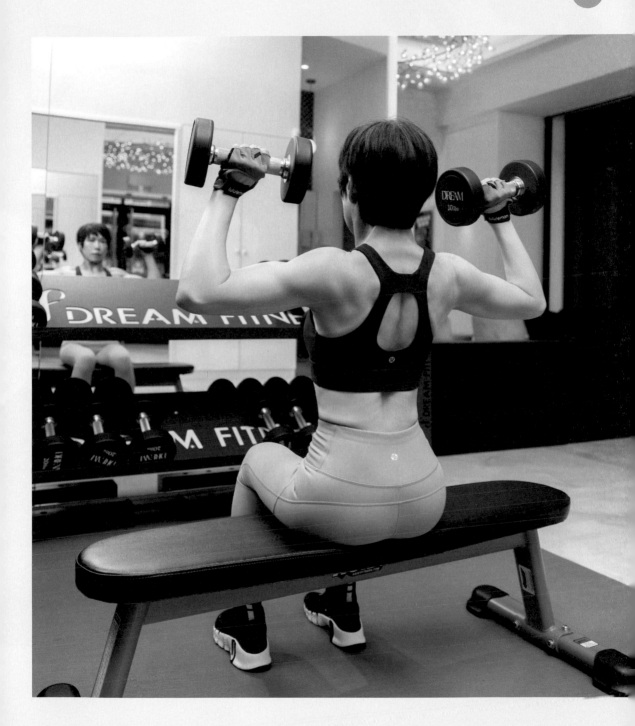

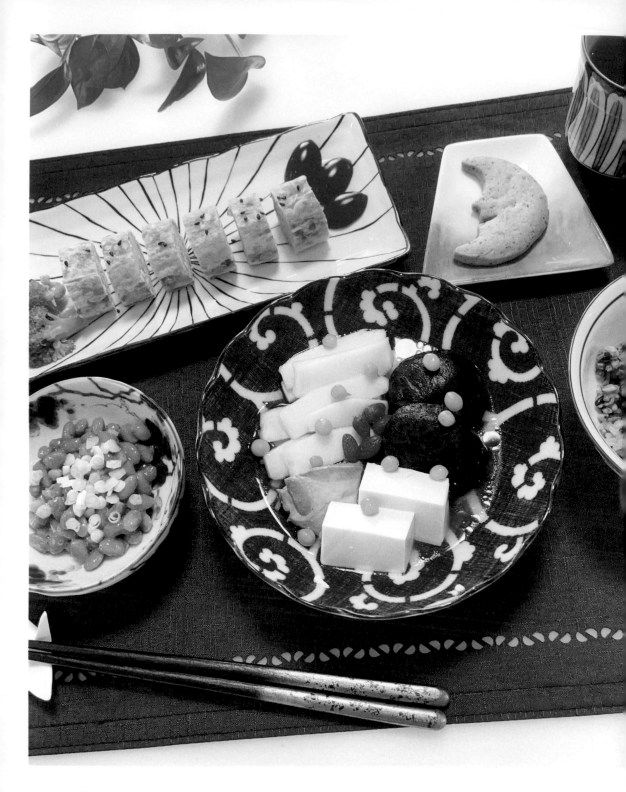

🍴41🍴 日式煎蛋捲 / 筍片豆腐湯 / 納豆飯

01

日式煎蛋捲

食材|

蛋、味霖、高湯、柴魚醬油、鹽、糖、油、花椰菜、小蕃茄

做法|

1. 蛋打散過篩，加入高湯、柴魚醬油、鹽、糖、味霖，攪拌均勻。
2. 熱玉子燒鍋，刷子沾油薄刷均勻。
3. 蛋液慢慢倒入 1/4 量，轉小火，用筷子從前端往後捲。
4. 再次刷油，重覆以上動作，至蛋液煎成圓柱狀蛋捲。
5. 煎蛋捲完成後，取出切塊。
6. 擺盤放上花椰菜、小蕃茄點綴，撒黑芝麻。

03

納豆飯

做法|

超市賣場有售三盒或四盒一組的盒裝納豆，吃的時候包裝撕開，除去上方透明薄膜，加入附的醬油、黃芥末，筷子攪拌至呈牽絲黏稠狀，倒在熱飯上即可食用。

02

筍片豆腐湯

食材|

竹筍、香菇、雞肉、豆腐、薑片、鹽、米酒、白胡椒粉、熟豌豆、枸杞、水

做法|

1. 燒一鍋滾水，汆燙雞肉，洗淨備用。
2. 竹筍洗淨，剝除硬皮，切片。
3. 豆腐切塊。
4. 香菇泡軟。
5. 電鍋內鍋放入雞肉、筍片、薑片、香菇、豆腐、米酒、鹽、胡椒粉，外鍋倒 1 杯水，按下開關。
6. 待開關跳起，盛盤，放豌豆、枸杞點綴。

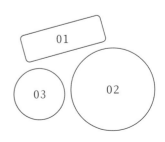

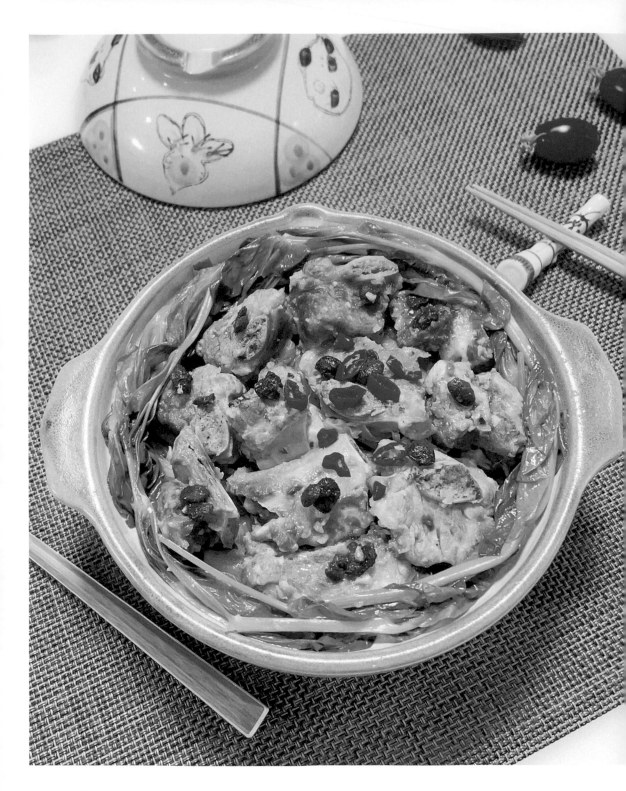

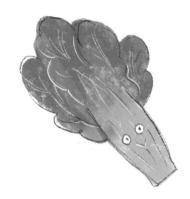

豉汁排骨

食材 |
切塊豬小排、大豆苗、調味料（濕豆豉、蒜末、蠔油、米酒、太白粉）、辣椒

做法 |
1.大豆苗洗淨，摘除硬梗，滾水加鹽，燙熟，瀝乾備用。
2.排骨洗淨，冷水汆燙，取出洗淨浮沫雜質。
3.排骨放大碗，加調味料拌勻。
4.放電鍋內鍋，外鍋 1 杯水，按下開關，待開關跳起，悶 10 分鐘。
5.排骨取出擺盤，放豆苗及辣椒點綴。

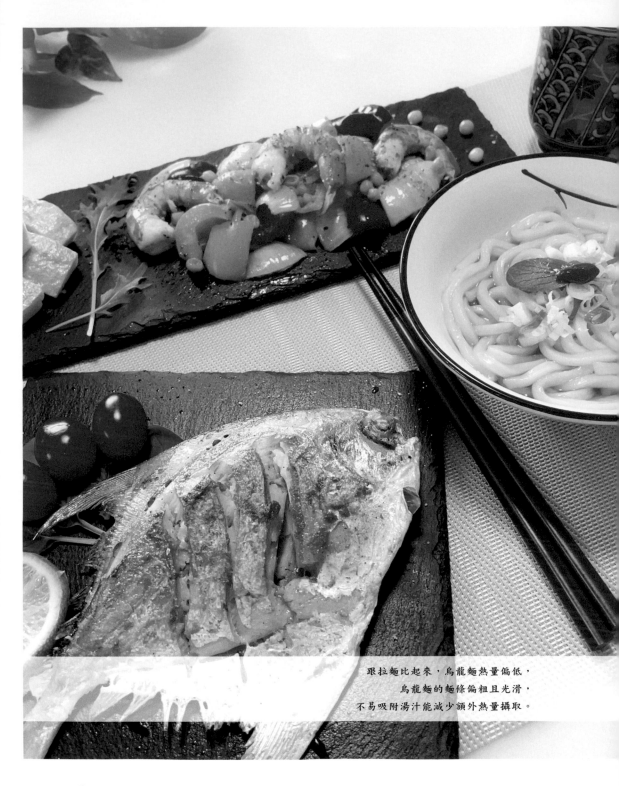

跟拉麵比起來，烏龍麵熱量偏低，
烏龍麵的麵條偏粗且光滑，
不易吸附湯汁能減少額外熱量攝取。

🍴43🍴 香煎白鯧 / 蝦仁沙拉 / 烏龍麵

01
香煎白鯧

食材｜
白鯧、椒鹽、油、薑片

做法｜
1. 白鯧擦乾，魚身劃三刀，抹椒鹽。
2. 熱鍋，加油，放薑片煸香取出。
3. 放入白鯧，煎至兩面呈金黃色。
4. 取出擺盤，放檸檬片、小蕃茄點綴。

02
蝦仁沙拉

食材｜
蝦仁、洋蔥、彩椒、熟豌豆、調味料（鹽、胡椒粉、橄欖油）

做法｜
1. 蝦仁燙熟。
2. 彩椒切塊。
3. 洋蔥切塊，放冰水，取出瀝乾。
4. 全部食材加調味料拌勻。
5. 擺盤放豌豆。

03
烏龍麵

食材｜
烏龍麵、柴魚片、昆布、調味醬（醬油、味霖、清酒）、蔥花、水

做法｜
1. 起鍋煮水滾後，關火，放入柴魚片及昆布，浸泡 10 分鐘，湯汁濾出。
2. 湯汁加入調味醬混合均勻。
3. 鍋中放水沸騰後，放烏龍麵煮熟，撈起泡冰水，瀝乾。
4. 烏龍麵置碗中，淋上柴魚高湯，撒上蔥花點綴。

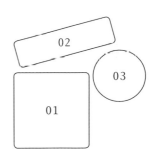

美味祕訣 昆布久煮會有雜味，柴魚片久煮香氣會消失，所以柴魚高湯不宜久煮，悶泡即可。

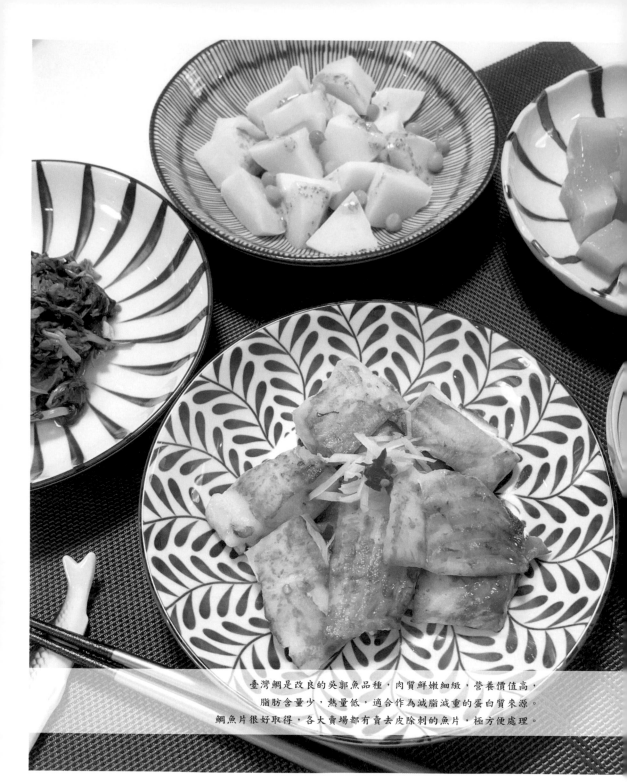

臺灣鯛是改良的吳郭魚品種，肉質鮮嫩細緻，營養價值高，
脂肪含量少，熱量低，適合作為減脂減重的蛋白質來源。
鯛魚片很好取得，各大賣場都有賣去皮除刺的魚片，極方便處理。

🍴44🍴 香煎鯛魚片 / 綠竹筍沙拉

01

香煎鯛魚片

食材 |
鯛魚、鹽、薑片、油

做法 |
1. 鯛魚擦乾，抹鹽。
2. 熱鍋倒油，薑片煎乾取出。
3. 放入鯛魚，煎至兩面呈金黃色。
4. 取出擺盤，放薑絲、辣椒點綴。

02

綠竹筍沙拉

食材 |
綠竹筍、芝麻沙拉醬、熟豌豆

做法 |
1. 竹筍洗淨。
2. 放電鍋內鍋，外鍋倒 1 杯水，按下開關。
3. 開關跳起，竹筍取出放涼。
4. 竹筍去硬皮，切塊。
5. 竹筍擺盤，淋芝麻沙拉醬，放豌豆點綴。

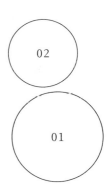

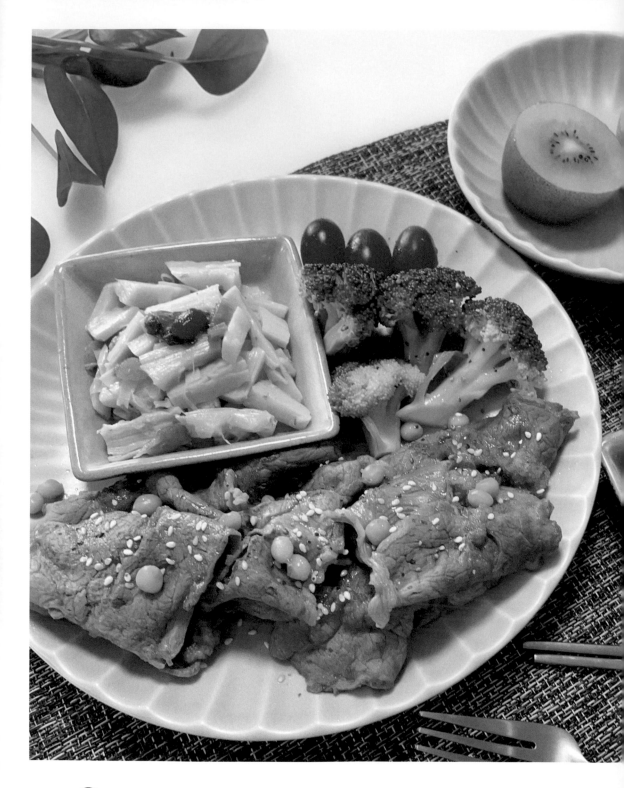

⑩⓸⑤⓵ 燙牛肉片 / 炒桂竹筍

01

燙牛肉片

食材|
牛肉片、花椰菜、熟豌豆、小蕃茄、香料豆瓣辣醬

做法|
1. 起鍋煮水,燙熟花椰菜備用。
2. 牛肉片涮一下即可取出擺盤。
3. 放小蕃茄點綴。

02

炒桂竹筍

食材|
熟桂竹筍、酸菜、薑片、鹽、糖、白胡椒粉、油、水

做法|
1. 桂竹筍洗淨,切除纖維粗硬部分,切段。
2. 燒水煮滾,汆燙桂竹筍,撈出瀝乾備用。
3. 酸菜洗淨,切末。
4. 熱鍋倒油,放薑片爆香,加入桂竹筍絲拌炒。
5. 加入酸菜末、鹽、糖、白胡椒粉拌炒。
6. 加水悶煮,至湯汁收乾即可。

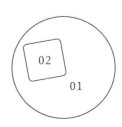

美味祕訣 市售桂竹筍已處理好,但經過汆燙,可去除大部分苦澀味。烹煮時適度多加點油,會更順口。

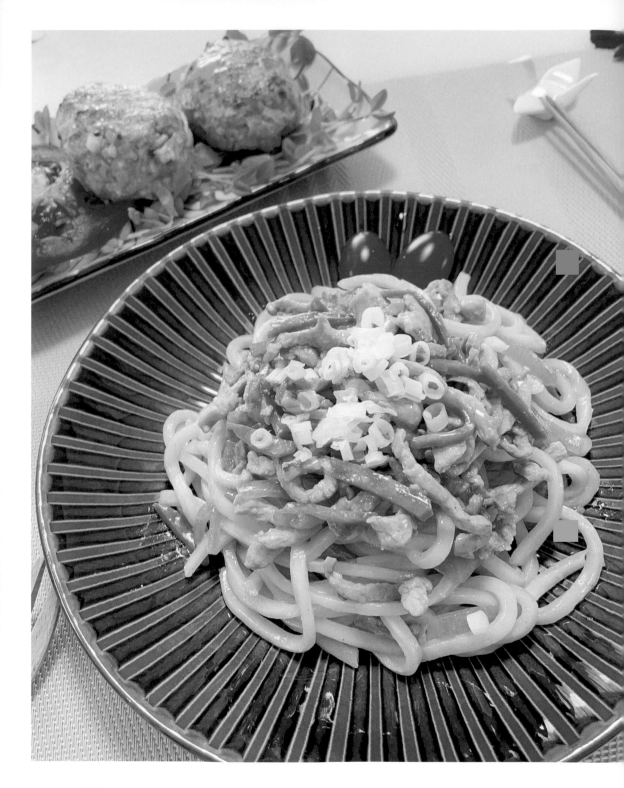

🍴46🍴 炒烏龍麵 / 肉丸子

01

炒烏龍麵

食材 |

烏龍麵、肉絲、紅蘿蔔、洋蔥、青蔥、蒜末、鹽、醬油、米酒、小蕃茄

做法 |

1、肉絲用鹽、胡椒粉、米酒、太白粉醃 10 分鐘。

2、紅蘿蔔洗淨切成條狀。

3、洋蔥切絲。

4、熱鍋加油，放洋蔥炒軟，加蒜末、肉絲炒熟，加紅蘿蔔炒均勻。

5、加水、醬油、胡椒粉煮滾。

6、放入烏龍麵拌勻至湯汁收乾。

8、盛盤放上蔥花、小蕃茄點綴。

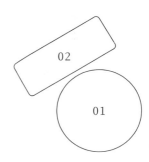

02

肉丸子

食材 |

豬絞肉、調味料（蔥末、薑泥、蒜泥、鹽、太白粉、米酒、水）、
小豆苗、蕃茄

做法 |

1.用手把絞肉順同一方向攪打，直到出現毛邊。

2.肉餡加入調味料混合均勻，揉成球狀丸子放盤中。

3.丸子放入電鍋，加 1 杯水，按下開關。

4.待開關跳起，丸子取出擺盤，小豆苗、蕃茄點綴。

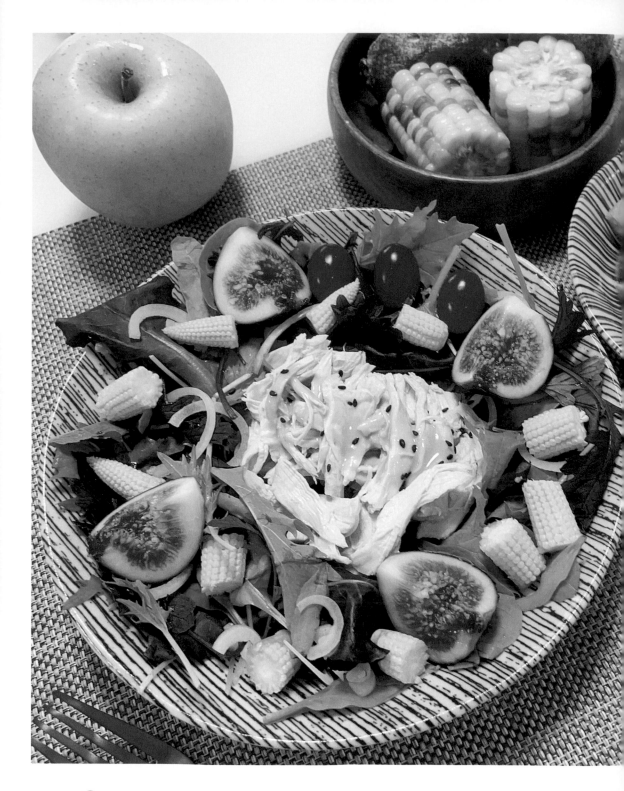

🍴47🍴 涼拌雞絲生菜沙拉

涼拌雞絲生菜沙拉

食材 |

雞胸肉、醃料（鹽、蒜泥、米酒、醋、胡椒粉）、
薑片、蔥、生菜、玉米筍、洋蔥、無花果、
小蕃茄、調味料（鹽、胡椒粉、橄欖油、醋）；
配料（水果、優格、玉米、麵包）

做法 |

1. 玉米、玉米筍煮熟備用。
2. 洋蔥切絲放冰水，取出瀝乾。
3. 無花果、香蕉、鳳梨，切塊。
4. 雞胸肉放醃料混合均勻，醃 30 分鐘。
5. 取鍋冷水加薑片，加青蔥，放雞胸肉，開中火。
6. 煮滾關火，浸泡 2 分鐘，取出放涼，手撕成條狀。
7. 生菜洗淨瀝乾，加入洋蔥、玉米筍，加入調味料，攪拌均勻。
8. 生菜擺盤，雞肉絲置中，淋上芝麻醬，撒黑芝麻。
9. 放小蕃茄、無花果點綴。

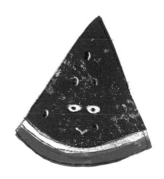

口味選搭 可搭配玉米、麵包、水果優格食用。

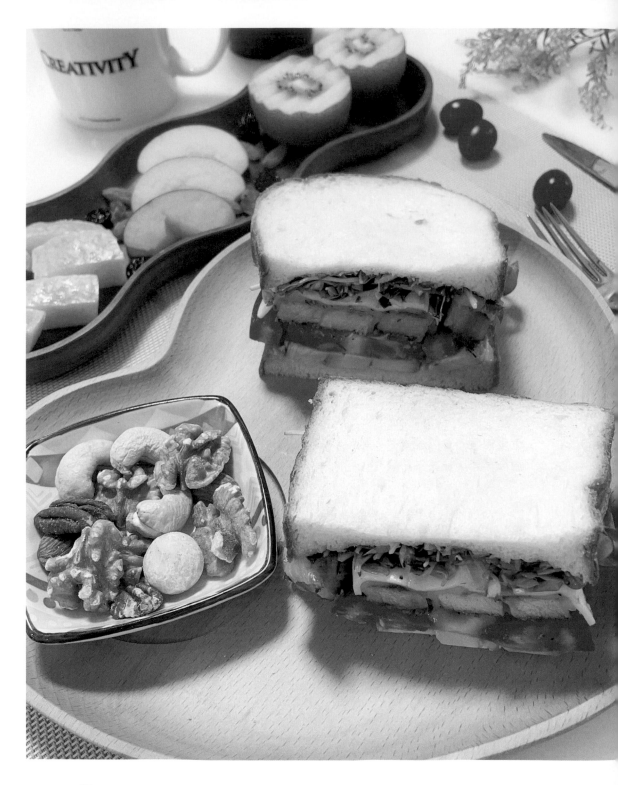

|O|48|O| 酪梨豬排三明治

酪梨豬排三明治

食材 |
豬里肌肉片、酪梨、蕃茄、小豆苗、起司片、
吐司、沙拉醬、鹽、胡椒粉、米酒；
搭配水果、芭樂、蘋果、奇異果、小蕃茄

做法 |
1. 豬里肌肉片用鹽、胡椒粉、米酒醃 10 分鐘。
2. 酪梨切半，去籽，取果肉切片。
3. 蕃茄切片。
4. 小豆苗洗淨瀝乾。
5. 熱鍋放油，煎豬排至兩面熟透。
6. 吐司塗沙拉醬，放酪梨片、蕃茄、豬排、起司片、小豆苗，做成三明治。
7. 三明治切半擺盤，放上堅果，搭配各式水果。

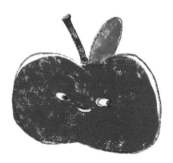

找到生命中的火花，
然後綻放。

國家圖書館出版品預行編目

給自己60歲的禮物：用健康餐盤和重訓改變人生 /
陳初青著. -- 臺北市：致出版, 2023.12
　　面；　公分
　　ISBN 978-986-5573-71-3(平裝)

1. CST: 減重　2. CST: 健康飲食　3. CST: 運動
健康　4. CST: 健康法

411.94　　　　　　　　　　　　　　112019021

給自己六十歲的禮物：

用健康餐盤和重訓改變人生

作　　者／陳初青
餐盤攝影／陳初青
健身攝影／FITNESS TAIWAN
封面插畫／欣　笛
內頁插畫／欣　笛
出版策劃／致出版
製作銷售／秀威資訊科技股份有限公司
　　　　　114 台北市內湖區瑞光路76巷69號2樓
　　　　　電話：+886-2-2796-3638
　　　　　傳真：+886-2-2796-1377
網路訂購／秀威書店：https://store.showwe.tw
　　　　　博客來網路書店：https://www.books.com.tw
　　　　　三民網路書店：https://www.m.sanmin.com.tw
　　　　　讀冊生活：https://www.taaze.tw

出版日期／2023年12月　　　定價／350元

致　出　版　　　　　　　　　　　向出版者致敬